오늘의 세균

오늘 병원에서 제일 위험한 세균, ESKAPE

오늘의 세균

1판 1쇄 인쇄　　2025년 10월 24일
1판 1쇄 발행　　2025년 10월 30일

지은이　　　　고관수
펴낸이　　　　유지범
책임편집　　　구남희
편집　　　　　신철호·현상철
외주디자인　　심심거리프레스
마케팅　　　　박정수·김지현

펴낸곳　　　　성균관대학교 출판부
등록　　　　　1975년 5월 21일 제1975-9호
주소　　　　　03063 서울특별시 종로구 성균관로 25-2
전화　　　　　02)760-1253~4
팩스　　　　　02)760-7452
홈페이지　　　http://press.skku.edu/

ISBN　979-11-5550-682-0　03510

잘못된 책은 구입한 곳에서 교환해 드립니다.

지 의 크로키

오늘의 세균

오늘 병원에서 제일 위험한 세균, ESKAPE

고관수 지음

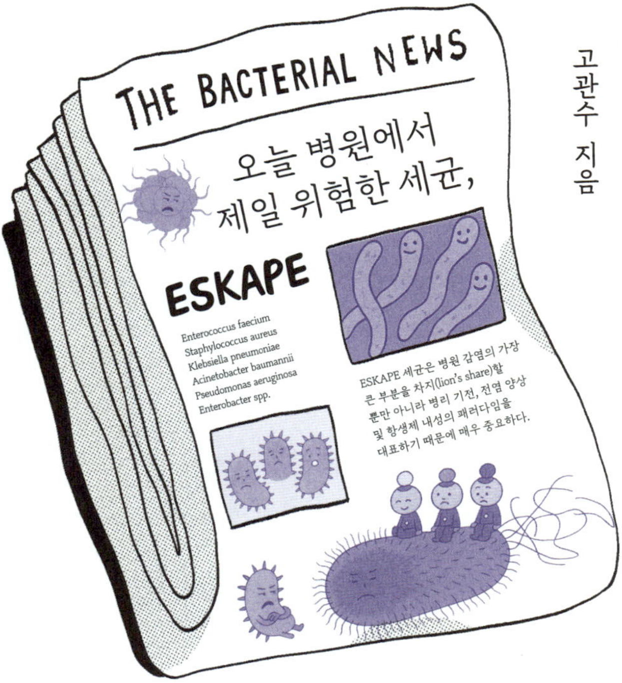

THE BACTERIAL NEWS

오늘 병원에서 제일 위험한 세균,

ESKAPE

Enterococcus faecium
Staphylococcus aureus
Klebsiella pneumoniae
Acinetobacter baumannii
Pseudomonas aeruginosa
Enterobacter spp.

ESKAPE 세균은 병원 감염의 가장 큰 부분을 차지(lion's share)할 뿐만 아니라 병리 기전, 전염 양상 및 항생제 내성의 패러다임을 대표하기 때문에 매우 중요하다.

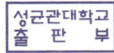
성균관대학교
출판부

차례

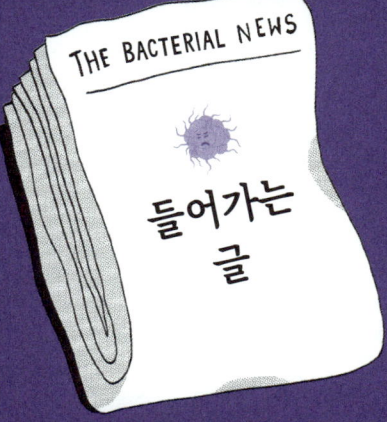

THE BACTERIAL NEWS

들어가는
글

오늘의 세균

▸ **병원 커피머신이 세균 퍼뜨린다고?……**
반전의 연구결과

병원 커피기계가 감염 확산의 잠재적 원인으로 일부
주목을 받았지만, 새로운 연구에서는 전혀 다른 결과가
나왔다.

21일(현지시간) 헬스데이뉴스(HealthDay News)에
따르면 독일 루트비히스부르크의 임상 미생물학 및
병원 위생 연구소 소장인 사라 빅토리아 워커 박사가
이끄는 연구진은 "병원에서 커피머신에 대한 일반적인
금지는 필요하지 않은 것 같다"고 결론내렸다. 독일
연구진은 25개의 자동 캡슐 커피 메이커와 에스프레소
머신을 면봉으로 채취했다. (중략) 연구원들은 물받이,
배출구, 버튼, 물탱크 손잡이, 물탱크 내부 등 다섯
곳의 특정 장소에서 면봉을 채취했다. 연구진은

세계보건기구(WHO)가 선정한 우선순위가 높은
'ESKAPE 병원균'에 초점을 맞추었다.

――――〈아시아경제〉 2023년 12월 21일 임주형 기자

　어떤 세균이 우리에게 가장 위험할까? 인류가 세균의
존재를 알게 된 것은 네덜란드의 포목상 안톤 판 레이우엔
훅(Antonie van Leeuwenhoek) 이후 불과 300년 남짓하지만,
역사 이전부터 많은 세균에 시달려 왔다. 그 가운데 특히
인류에 공포를 선사한 세균을 들라 하면, 14세기 유럽 인구
의 무려 삼분의 일을 앗아가 버린 페스트균(*Yersinia pestis*)도
있고, 펠로폰네소스 전쟁 당시 아테네를 몰락의 길로 이끈
장티푸스균(*Salmonella enterica*)도 꼽을 수 있다. 18세기 이래
수차례 팬데믹을 일으킨 콜레라균(*Vibrio cholerae*)도 빠질 수
없으며, 전쟁 때마다 출현하여 수많은 병사와 민간인들의
목숨을 앗아간 발진티푸스의 원인균인 리케차 프로바제
키(*Rickettsia prowazekii*)라는 세균도 무섭다. 아니면 매독균
(*Treponema pallidum*)은 어떨까? 과거 문둥병 혹은 나병이라
불리던 한센병을 일으키는 나균(*Mycobacterium leprae*)도 악
명이 높았다.

　모두 무서운 세균들이다. 그런데 정작 요즘 병원에서
의사들이 가장 신경을 많이 쓰는 세균은 따로 있다. 이 책
에서는 바로 이러한 세균 이야기를 해 보려고 한다.

　2008년 4월 15일 발간된 미국감염학회지에 루이스

스톡스 클리블랜드 보훈의료센터(Louis Stokes Cleveland VA Medical Center)의 루이스 라이스(Louis Bernard Rice) 교수가 편집자 해설(Editorial Commentary)이란 형식으로 3쪽짜리 논문을 발표한다[1]. 해당 호에 실린 여러 중요한 세균들, 특히 항생제 내성 세균들에 대한 대책이 필요하다는 여러 논문을 종합한 해설에 해당하는 글로, 여기서 그는 이후로 거의 고유명사가 된 용어 하나를 제시한다. 바로 이 글 앞머리에 소개한 기사에 등장하는 'ESKAPE'라는 용어다. ESKAPE는 병원에서 점점 큰 위협이 되어가는 여섯 가지 세균 학명의 앞 글자를 딴 줄임말이다. 바로 다음의 세균들이다.

> 장구균(*Enterococcus faecium*)
> 황색포도상구균(*Staphylococcus aureus*)
> 폐렴간균(*Klebsiella pneumoniae*)
> 아시네토박터 바우마니(*Acinetobacter baumannii*)
> 녹농균(*Pseudomonas aeruginosa*)
> 엔테로박터(*Enterobacter* spp.)

라이스 교수는 병원 내에서 감염을 많이 일으키고, 항생제 내성 때문에 치료가 힘들어 많은 사망자를 내는 세균을 이렇게 지목하면서 이에 정부를 비롯한 각계의 관심과 대책, 지원을 촉구했다. 이렇게 목록을 정한 것은 라이스 교수의 단독 결정은 아니었다. 미국감염학회 소속 여러 연구자와 의사 들이 대책팀을 만들고 오랫동안 논의한 결과였다.

라이스 교수는 논문에서 "ESKAPE 세균은 병원 감염의 가장 큰 부분을 차지(lion's share)할 뿐만 아니라 병리 기전, 전염 양상 및 항생제 내성의 패러다임을 대표하기 때문에 매우 중요하다"라고 지적했다. 감염을 일으키는 빈도와 감염을 일으켰을 때의 심각성, 그리고 항생제 내성과 관련한 치료의 어려움 등을 근거로 목록을 정했다는 뜻이다.

사실 어떤 세균에 감염되었을 때 환자나 의사의 입장에서는 바로 그때 감염시킨 그 세균이 중요하다. 그런데 그럼에도 불구하고 이렇게 몇몇 종의 세균만을 추리면서 ESKAPE라는 새로운 용어를 만들게 된 데에는 절박한 사정이 있었다. 그게 전부라고는 할 수 없겠지만, 사람들의 인식과 그에 따르는 정부와 연구 기금 등의 지원 문제가 가장 컸다고 할 수 있다. 사람들의 관심은 보다 극적인 데 쏠리기 마련인데, 에이즈나 에볼라와 같은 질병에 갖는 공포심과 관심에 비하면 일반적인 세균 감염과 이들 세균의 항생제 내성에 대한 세간의 관심은 다소 떨어져 있었다. 자연스럽게 공공기관의 자금 지원도 적었다. 큰 제약회사에서도 항생제 개발을 줄이거나 포기하고 있었다. 2004년 미국감염학회가 〈Bad Bugs, No Drugs〉[2]라는 제목의 책자를 발간해서 각계에 배포하고 항생제 개발을 호소한 것과 같은 맥락에서 이어진 것이 바로 치료 대상으로 집중해야 할 세균의 지정과 이들에 대한 명명, 즉 ESKAPE였던 것이다.

말하자면 감염에 대한 관리에 보다 신경 쓰고 투자하면서, 새로운 항생제 개발을 독려하고, 나아가 관련 예산을 확보하기 위한 고육지책의 일환으로 만들어진 용어였고, 세균의 종류였던 셈이다. 이후 이 세균들은 연구자들은 물론, 임상 의사, 감염 관리 관계자, 보건 정책 담당자, 항생제 개발 제약회사 등에 중요한 목표가 되었다. 물론 오늘날 감염 질환과 관련하여 이 세균들만이 중요한 문제는 아니다. 세균 감염의 문제를 다소 단순화한 문제점이 없지 않고, 특정 세균이 왜 이 목록에 들어갔는지에 대한 의구심도 제기되었다.

특히 엔테로박터(*Enterobacter sp.*)라는 세균이 여기에 들어간 것에 대해서 많은 사람들이 고개를 갸웃거리기도 한다. 그래서 새로 리스트를 작성해서 아예 "ESCAPE"라는 약어가 제안되기도 했다. ESCAPE는 *E. faecium, S. aureus, Clostridium difficile, A. baumannii, P. aeruginosa*, Enterobacteriales의 약자이다. 엔테로박터를 빼고, 씨디피실레(*Clostrioides difficile*)를 넣었고, 폐렴간균(*K. pneumoniae*)은 물론 대장균(*Escherichia coli*) 등의 세균을 포함하는 넓은 범위의 Enterobacteriales를 포함한 것이다.[3]

하지만 이런 비판에도 불구하고 과녁이 정해지면서 각 분야에서 무엇을 해야 할 지에 대한 지침도 어느 정도 분명해졌다. 이후 ESKAPE는 진짜 용어가 되었고, 논문은 물론 연구과제 공고에서마저 널리 쓰이면서 고유명사가 되었다.[4] 바로 '오늘의 세균'이 된 것이다.

이 책에서는 바로 그 '오늘의 세균', ESKAPE에 대해 얘기해 보려고 한다. 여기서 군말을 덧붙이자면, ESKAPE 여섯 개의 세균에 대한 얘기마다 '나의 연구'라는 코너를 보탰다. 어쩌다 보니, 아니 중요한 세균들이다 보니 이 여섯 종의 세균에 대해 모두 연구해 본 경험을 갖게 되었다. 특별히 훌륭한 연구라고 평가받을 수 있을지 선뜻 자랑할 수는 없지만, 내게는 소중한 연구들이었고, 또 필요하다고 여겼던 것들이다. 그래서 부끄러움을 무릅쓰고 각 세균별로 한 가지씩의 연구 내용을 소개해 보려고 한다. 비록 '나의 연구'라고는 했지만, 당연하게도 '나만의 연구'는 아니다. 정확히는 '나를 포함한 연구팀의 연구'라는 점을 꼭 기억해주길 바란다.

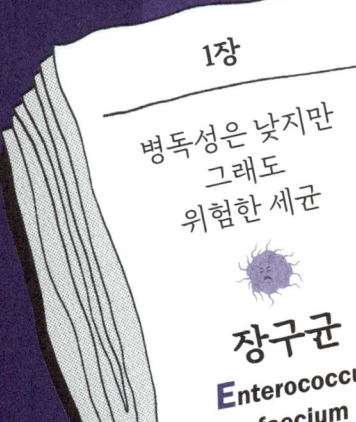

1장

병독성은 낮지만
그래도
위험한 세균

장구균
Enterococcus
faecium

병원을 위험한 곳으로 만들다

▛ **"슈퍼박테리아가 우리 엄마 죽였다"**

박씨에게 불운이 닥친 것은 10월 5일이다. 이날 평상시처럼 혈압을 재 보았더니 수치가 다른 때보다 높게 나왔다. 박씨의 평상시 혈압은 정상에 가까웠다. 그런데 이날은 수축기 혈압이 198mmHg까지 올라갔다. 박씨는 딸과 신촌 세브란스병원 응급실을 찾았고 이후 입원했다. (중략) 11월 4일에는 아예 의식을 잃었다. 의료진은 인공호흡기 치료를 위해 기도삽관을 했다. (중략) 며칠 후에는 박씨의 등과 엉덩이에 난 욕창에서 슈퍼박테리아인 VRE(반코마이신 내성 장구균)가 검출되었다. 그리고 박씨는 병원 문턱에 들어선 지 40여 일 만에 숨을 거두었다. (기사 일부 수정)

_____〈시사저널〉 2012년 12월 18일

병원은 치료하러 가는 곳이다. 누구나 그렇게 믿고 있으며 실제 병원에서는 가벼운 질환에서부터 생사를 장담할 수 없는 심각한 질병까지 치료한다. 하지만 치료하러 간 병원에서 오히려 병원균에 감염되어 크게 고생하거나, 심지어는 사망하는 사례가 심심찮게 벌어진다. 이른바 병원 내 감염(hospital-acquired infection 또는 nosocomial infection)은 이제는 병원에서는 늘 있는 것처럼 여겨지는 분위기다. 병원 내 감염을 없애기 위해 최대한 노력은 하지만 결코 이를 없앨 수는 없고, 최소화를 목표로 삼고 있는 것이 현실이다. 내가 이 책에서 말하고자 하는 세균들, 즉 ESKAPE도 대부분은 병원 내 감염과 관련해 주목을 받고 있는 것들이기도 하다. 그 가운데서도 병원 내 감염과 관련해서 오래전부터 주목을 받았던 세균으로 이야기를 시작해 보고자 한다.

ESKAPE의 첫 주자, ESKAPE의 첫 번째 글자 'E'는 *Enterococcus faecium*을 의미한다. 우리말로 장구균 혹은 장알균이라 부르는 세균으로 그람 양성균이다. 1899년에 심내막염*을 일으키는 세균으로 처음 보고되면서 알려진 세균이다. 처음 붙여진 학명은 *Micrococcus zymogenes*였다. 산소가 많은 환경은 물론 산소가 부족하더라도 살아갈

---

*　세균이나 곰팡이 같은 미생물이 심장의 내막에서 염증을 일으키는 감염성 질환.

수 있는 조건부 혐기성균이면서, 넓은 범위의 온도, pH, 염분 농도에서 생존할 수 있는 세균이다.[5] 이런 넓은 생존 범위는 병원 내에서 생존하면서 환자들을 감염시킬 수 있는 기본적인 조건이기도 하다.

장구균은 오랫동안 폐렴구균(*Streptococcus pneumoniae*)이 속해 있는 연쇄상구균, 즉 *Streptococcus* 속 혈청군 D에 포함되어 있었다. 그래서 *Streptococcus faecium*이라고 불렸다. 그러다 연쇄상구균 속의 세균들과는 다른 특징들이 부각되면서 1970년 새로운 속 *Enterococcus*로 옮길 것이 제안되었고, 1984년에 비로소 정식으로 *Enterococcus faecium*이라는 학명이 인정되었다.[6]

이 세균은 이름만으로도 특성을 대충 파악할 수 있다. '장(腸)'은 창자를 의미하고, 구균, 알균은 공 모양의 생김새를 표현한다. 학명도 그렇다. 'Entero-'가 장, '-coccus'가 공 모양을 의미한다. 여기에 종소명 *faecium*은 대변(feces)의 찌꺼기를 의미한다. 장에 사는 공 모양의 이 세균은 (당연한 얘기지만) 대변에서 잘 검출된다. *Enterococcus faecium*과 함께 *Enterococcus* 속에 속하는 대표적인 세균에는 *Enterococcus faecalis*가 있는데, 이 세균 역시 이름 그대로 대변에서 잘 검출된다. 과거에는 *E. faecalis*가 환자에서 훨씬 많이 분리되었지만, 21세기 들면서 전 세계적으로 *E. faecium*이 훨씬 많이 나온다. 그래서 ESKAPE의 첫 번째 'E'도 대체로 *E. faecium*을 의미하게 되었다.

E. *faecium*과 E. *faecalis*와 같은 장구균을 언급할 때 흔히 ɣ-용혈성(ɣ-hemolytic) 또는 비-용혈성(non-hemolytic)이라고 묘사하는 경우가 많다. 비록 지금은 장구균이 연쇄상구균 속에서 떨어져 나와 딴 집 살림을 차렸지만, 역사적으로 봤을 때 연쇄상구균과 밀접한 연관을 갖는 세균으로 취급되었기에 연쇄상구균에서 중요한 특성인 용혈성을 짚고 넘어가야 할 것 같다(그리고 연쇄상구균은 중요한 병원균이면서도 ESKAPE에는 포함되지 않아 여기서라도 잠깐 언급하는 것이 좋을 것 같기도 하다).

용혈성이란 세균이 만들어내는 용혈소(hemolysin)에 의해 적혈구가 파괴되는 현상을 말한다. 혈액을 포함하여 만든 배지에 세균을 배양했을 때 콜로니(colony, 세균 집락) 주변에 투명한 부분이 생기는지 여부를 확인하면 알 수 있다. 특히 연쇄상구균 속의 여러 세균 종을 구분하는 데 쓰인다. 1930년대 미국의 레베카 랜스필드(Lebecca Lancefield)가 개발한 방법이다.[7] 그래서 이 방법을 '랜스필드 분류법'이라고도 하고, 용혈소의 종류를 랜스필드 항원이라고도 한다.

랜스필드 분류법은 엄밀하게는 용혈 항원의 종류에 따라 구분하는 것이지만, 용혈성의 정도에 따라 육안으로도 구분한다. 그런데 명명 방식이 보통 예상하는 것과는 좀 다르다. α, β, ɣ 순으로 용혈성이 세지거나, 아니면 반대여야 할 것 같은데, 그런 규칙성이 없는 것이다.

우선 부분적으로 적혈구를 용해하는 특성을 α-용혈성이라고 한다. 대표적으로 폐렴구균, 폐렴구균과 매우 가까운 녹색연쇄상구균 그룹(viridans streptococci)이 이런 특성을 갖는다. 세균이 만들어내는 과산화 수소(H_2O_2)가 헤모글로빈을 산화시켜 녹색의 산화물질을 만들어내기 때문에 생기는 현상이다.

β-용혈성은 완전히 적혈구를 용해하는 경우를 말한다. 화농연쇄상구균(*Streptococcus pyogenes*)과 폐렴연쇄상구균(*Streptococcus agalactiae*)이 대표적인 예이다. 보통 화농연쇄상구균, 즉 *S. pyogenes*를 Group A beta-homolytic group, 즉 GAS라고 하고, *S. agalactiae*를 Group B beta-hemolytic group, GBS라고 한다.[8] 같은 β-용혈성으로 적혈구를 완전히 용해하지만, 용혈 항원의 종류가 다르다. 그래서 용혈의 정도도 조금 차이가 난다. 스트렙토리신(Streptolysin)이라고 하는 용혈소가 적혈구를 분해하는데 스트렙토리신 O(streptolysin O, SLO)와 스트렙토리신 L(streptolysin S, SLS) 두 가지 형태가 있다. SLO는 산소에 불안정한 데 반해, SLS는 산소에 안정적이다. 특히 이 중 SLS는 다핵형 백혈구(polymorphonuclear leukocytes)와 림프구(lymphocytes)와 같은 면역에 관여하는 세포도 공격해서 세균을 숙주 세포의 면역계로부터 보호하는 역할을 한다. 즉 중요한 병독성 인자라는 얘기다.

최근(2024년 6월)에 일본에서 '식인 박테리아'가 급증해서 위험하다는 뉴스가 연이어 보도된 바가 있다. 이 세균의 정체가 바로 화농연쇄상구균, 즉 GAS이고, 이 세균에 의해 독성쇼크증후군(Streptococcal Toxic Shock Syndrome, STSS)이 급증해서 일본으로 가는 여행객이 급증한 상황에서 큰 우려를 낳기도 했다. 그래도 '식인'이라는 뉴스 타이틀은 너무 자극적이긴 했다. 비록 세균이 근막(筋膜)을 감염해 아주 가끔 살을 파먹는 것처럼 보이는 경우(괴사성 근막염)도 있지만 말이다.

폐렴연쇄상구균은 19세기 헝가리의 산부인과 의사 이그나츠 제멜바이스(Ignaz Philipp Semmelweis)가 골머리를 썩었던, 산모들의 출산 후 감염(산욕열)을 일으켜서 많은 목숨을 앗아갔던 세균이다.[9] 특히 신생아패혈증을 일으키는 경우가 많다.

연쇄상구균 가운데 용혈성이 없는 세균을 γ-용혈성 세균이라고 한다(용혈성이 없는데 용혈성 이름을 붙이는 것은 조금 어색하긴 하지만). 바로 여기에 이 장의 주인공 장구균이 포함되었다. 그림에서도 보듯이 혈액 배지에 배양했을 때 콜로니 주변에 전혀 변화가 없다. 그래서 앞서 언급했듯이 과거에 Group D로 분류되었었다. 그럼 Group C는 어디로 갔을까? 당연히 있다. 있지만 상대적으로 임상적 중요성이 떨어져 자주 인용되지 않을 뿐이다. 또 그럼 부분적인 용혈성을 지닌 폐렴구균과 녹색연쇄상구균 그룹은? 랜스필드는 여기에 알파벳 이름을 부여하지 않았고,

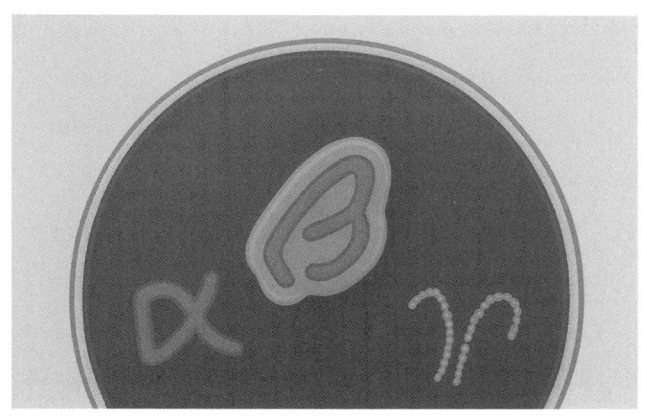

용혈성의 구분. 세균 배양을 통한 문자가 용혈성의 특성을 표시한다.

Streptococcus pneumoniae, Viridans streptococci로 명명하고 구분했다.

장구균은 용혈성의 특성에서도 짐작할 수 있듯이 다른 병원균들에 비해 병독성이 별로 높지 않다고 평가된다. 물론(앞서 인용한 기사에서 보았겠지만) 장구균에 감염된 환자가 사망하는 경우도 생긴다. 하지만 장구균이 주목받는 이유는 항생제 내성 때문이다. 일반적으로도 항생제 내성을 가진 세균에 감염되면 쓸 수 있는 항생제가 굉장히 제한되기 때문에 위험하다. 그런데 장구균이 주목받는 이유는 특별한 항생제에 대한 내성 때문이다. 바로 반코마이신(vancomycin)이라는 항생제가 그것이다. 이 항생제에 내성을 갖는 장구균은 반코마이신-내성 장구균(vancomycin-resistant *Enterococcus* spp.)으로서 줄여서 VRE라고 한다. 이것들은 주로 병원 내에서 환자를 감염시킨다. VRE라고 하는 특별한 항생제 내성균 때문에 장구균은 ESKAPE의 일원이 되었다고 할 수 있다.

반코마이신이라는 항생제는 인도네시아 보르네오섬의 흙에 포함된 세균(방선균)에서 찾아낸 항생제다. 'Vanquish', 즉 '정복하다'라는 뜻을 지닌 단어에서 이름을 가져온 이 항생제를 맨 처음 분리하고 연구했던 일라이 릴리라는 제약회사의 연구팀은 '미시시피 진흙(Mississippi Mud)'이라는 이름을 붙였다. 용매에 녹였을 때 걸쭉한 갈색의 액체가 되기 때문이었다.[10]

그런데 이 항생제가 특별히 중요한 이유는 뭘까? 물론 VRE에 감염되면 치료하는 데 애를 먹기도 하지만, 더 중요한 이유는 반코마이신이라는 항생제가 오랫동안 메티실린-내성 황색포도상구균(Methicillin-resistant *Staphylococcus aureus*, MRSA) 감염을 치료할 수 있는 거의 유일한 항생제였기 때문이다. 다음 장에 다시 얘기하겠지만 MRSA는 장구균보다 병독성도 강하고, 병원 내에서 감염이 훨씬 많이 일어나는 세균이다. 그래서 의사와 연구자 들은 MRSA가 반코마이신에 내성을 가지게 되는 상황에 대해 매우 염려하고 예의 주시하고 있었다(지금도 마찬가지다). 그리고 그것을 VRE가 매개하지 않을까 걱정했다. 그러나 안타깝게도 실제로 그런 일이 벌어졌다. 다행히 그 사례가 흔치는 않다. 그런 이유 등으로 VRE에 감염된 환자는 병원에서 격리해서 치료한다.

반코마이신에 내성을 갖는 장구균, 즉 VRE가 처음 발견된 것은 1986년 프랑스와 영국에서였다. 다음 해에는 미국에서도 발견되었다.[11] 반코마이신이 임상에 쓰인 지 거의 30년 만으로 상당히 오랫동안 내성 발생이 없었던 셈이다. 물론 발견을 못했다 뿐이지 이미 존재하고 있었을 가능성도 높다. 이렇게 한 번 나타나기 시작한 VRE는 1990년대 초반이 되자 미국 전역의 병원으로 퍼져나갔다. 1990년대 후반이 되면 병원에서 분리되는 장구균 가운데 사분의 일이 반코마이신에 대한 내성을 갖는 것으로 나타났다.

우리나라에서는 1992년 처음 발견되었다. 이때는 임상적으로 중요한 *E. faecium*이나 *E. faecalis*가 아니라 *E. durans*라고 하는 종에서 발견되었고, 감염과는 관련이 없었던 것으로 보인다. 이후 1995년에 *E. faecium*에서 반코마이신 내성이 확인되면서 우리나라에서 VRE의 역사(?)가 시작되었다.[12] 우리나라에서도 VRE의 확산 속도는 미국 못지않아 1997년 1~3퍼센트 정도이던 반코마이신 내성률이 Kor-GLASS*의 2022년 조사 자료에 따르면 혈액에

---

*   Kor-GLASS는 WHO의 GLASS(Global Antimicrobial Resistance Surveillance System)와 연계하여 2016년부터 우리나라의 종합병원

서 분리된 *E. faecium* 가운데 35퍼센트가량이 반코마이신 내성이었다.

그럼 장구균에서 반코마이신 내성은 어떻게 생길까? 반코마이신 내성 유전자는 여러 종류가 있는데, 가장 흔한 것은 *vanA*라고 하는 유전자다. 뒤에 소개하는 '나의 연구'와 관련이 있기에 미리 좀 자세한 얘기를 하자면, *vanA* 유전자가 있으면 반코마이신뿐만 아니라 또 다른 글리코펩타이드(glycopeptide) 계열의 항생제인 테이코플라닌(teicoplanin)에도 내성을 갖는다.[13] 반면 *vanB* 유전자에 의해서도 반코마이신 내성이 생기는데, 이 경우에는 테이코플라닌에는 내성을 보이지 않는다. 이 반코마이신 내성 유전자는 관련된 유전자들과 이웃해서 존재하고, 이것들은 트랜스포존(transposon)이라고 하는 이동성 인자에 해당한다. 이는 이 유전자들이 한꺼번에 다른 세균으로부터 전해져 장구균의 염색체에 끼어들어 갔다는 의미다.

반코마이신 내성 유전자는 세균이 세포벽을 만드는 데 필요한 기본 단위와 비슷한 것을 만들어낸다. 말하자면 세균이 세포벽을 만드는 데 벽돌이 필요한데, 반코마이신이라는 항생제는 이 벽돌에 결합해서 제대로 된 세포벽이

을 대상으로 항생제 내성 실태를 조사하고 있는 사업이다.
https://nih.go.kr/nohas/common/monitoring/kor-glass.do?menuCtg=ctg03&menuId=menu01_2

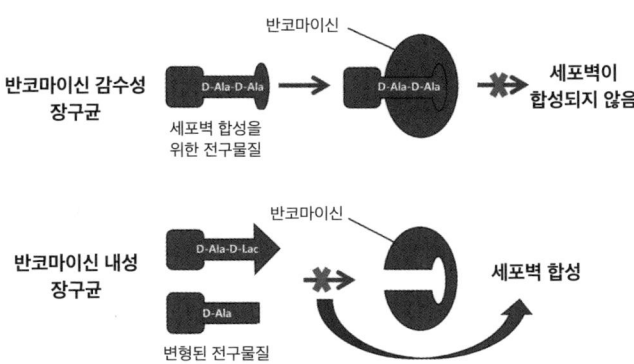

반코마이신 감수성
장구균

반코마이신

D-Ala-D-Ala

세포벽 합성을
위한 전구물질

D-Ala-D-Ala

세포벽이
합성되지 않음

반코마이신 내성
장구균

반코마이신

D-Ala-D-Lac

D-Ala

변형된 전구물질

세포벽 합성

VRE에서 반코마이신 내성 메커니즘.

만들어지는 것을 방해한다. 그렇게 세포벽을 만들지 못한 세균은 죽게 된다. 하지만 반코마이신 내성 세균은 *vanA* 유전자를 이용해서 좀 모양이 다른 벽돌을 만든다. 반코마이신은 모양이 좀 다른 이 벽돌에 결합하지 못한다. 그렇게 해서 VRE 세균은 반코마이신이라는 강력한 항생제를 무력화해 버린다.[14]

문제는 VRE 감염이 거의 병원 내에서 이루어진다는 점이다. 환자가 원래 가지고 있다가 면역력이 약해지면서 감염의 형태로 나타나는 것이 아니라 의료진의 손이나 옷, 의료 기구, 물품, 다른 환자 등을 통해서 전파되고 감염되는 것이다. 즉, 병원 내 감염이다. 병독성은 그리 세지 않은 데 반해 여러 악조건, 이를테면 저온이라든가 건조 조건 등에서 잘 버티는 특성을 가지고 있고, 반코마이신을 비롯해 많은 항생제에 내성이 있기 때문에 환자를 감염시키고, 병원 내에서 잘 전파될 수 있는 능력을 갖는 것이다.

병원에 오랫동안 입원하고 있는 환자, 혈액 투석을 받거나, 이식 수술을 받거나, 혈액 종양 환자와 같이 면역력이 떨어져 있는 환자에게 위험한 병원균이 바로 장구균, VRE다. 따라서 병원에서는 VRE 감염에 늘 신경 쓴다. 정기적으로 방역 작업을 하고, 꾸준히 감시한다. VRE 감염 환자의 경우에는 격리해서 치료하기도 한다. 하지만 그런 노력에도 불구하고 이미 VRE는 많은 병원에 토착화한 것으로 보이고, 첫머리에 인용한 기사에서 보듯이 생명까지 위협한다. 최대한 감염을 막는 것과 함께 빨리 찾아내서, 빨리 정확하게 치료하는 것이 필요하다. 포기하지 말아야 한다.

전 세계 사람 감염 VRE는 한 가족

▛ **"가축 세균이 사람에게로"**

한국을 비롯한 세계 각국 축산업자들은 가축 성장을
촉진하기 위해 항생제를 대량으로 주입했다. 항생제는
원래 가축 또는 사람 질병을 치료하기 위해 개발된
약제다. 이 같은 무분별한 약제 사용은 인간에게
부메랑이 되어 돌아오기 시작했다. (중략) 이위교 아주대
교수는 "노인이나 환자 등에게만 발견되던 반코마이신
내성 장구균이 건강한 사람들에게서도 발견됐다는
보고가 유럽 대부분 나라에서 나오고 있다"며 "가축에
있던 세균이 사람에게로 넘어간 것으로 추정된다"고
밝혔다. 가축과 사람에게서 추출한 반코마이신 내성
장구균을 비교한 결과 형태가 비슷했다는 게 그 근거다.
_____ 〈매일경제〉 2004년 2월 18일

이제 반려견, 반려묘 등은 거의 가족이나 다름없는 존재가 되었다. 그저 집에서 기르는 동물이 아니라 함께 살며 감정을 나누는 동반자와 같은 존재가 된 것이다. 그런데 이렇게 아끼는 개, 고양이를 감염시킨 세균이 우리에게도 옮겨 온다면? 혹은 가축 세균이 인간도 감염시킨다면? 위의 기사는 그런 우려를 깊게 던져준다. 동물과 사람이 함께 감염되는, 이른바 인수공통감염병(zoonosis)에 대한 염려가 점점 커지는데, 특히 장구균은 반려동물이나 가축에서도 흔히 발견되는 병원균으로 관심의 대상이다.

인수공통감염병으로 VRE에 대해 우려를 하게 된 데에는 그럴 만한 이유가 있다. 오랫동안 가축 사료에 '생장 촉진제'로 항생제를 써왔기 때문이다. 잠깐만! 치료제가 아니라 생장 촉진제? 맞다. 정확한 메커니즘은 분명하지 않지만 가축이 항생제를 먹으면 빨리 성장한다는 사실을 알게 된 사람들이 사료에 항생제를 넣기 시작했다. 사람에게 쓰는 항생제는 통계라도 잡히지, 가축에 쓰는 항생제는 얼마나 쓰는지 정확히 파악도 되지 않을 정도로 많이 쓰고 또한 관리도 쉽지 않다. 간접적인 데이터로 사람보다 가축에 항생제를 훨씬 많이 쓰고 있다는 것만 짐작할 뿐이다.

특히 1970년대부터 가축에 사용한 아보파신(avoparcin)이라는 항생제는 반코마이신과 구조적으로도, 효과와 관련해서도 아주 유사한 항생제다. 물론 지금은 EU 등은 물론 우리나라에서도 사용이 금지되어 있지만(미국에서는 애초에 사용 인가가 나지 않았다), 아보파신을 대량으로 사용해온 결과는 가축에서 VRE의 출현이었다.[15] 그리고 당연히 관심은 다시 사람으로 돌려졌다. 사람의 VRE가 혹시 가축으로부터 전파된 것은 아닌지, 혹은 가축에 사용하는 아보파신과 같은 항생제가 사람에서 VRE가 생기는 데 영향을 주는 것은 아닌지 의심하게 된 것이다. 이는 상당히 합리적인 의심이었다.

이에 관련해 여러 연구자들이 연구해 왔다. 단편적인 사례 연구에 의하면 반려견의 VRE가 주인에게 옮아가 감염되었을 것이라는 등의 결과가 있다. 그런데 전 세계에서 다양한 샘플로부터 많은 균주를 모아서 연구한 레브리톤 등의 연구 결과를 보면, 가축에서 나온 VRE의 그룹에 사람에게 감염시킨 VRE가 섞인 경우는 종종 있지만 사람 감염 VRE가 모여 있는 그룹에는 가축으로부터 나온 VRE는 거의 없었다.[16] 이는 가축으로부터 사람에게로 VRE가 전파되는 경우는 흔치 않다는 얘기다(일단 안도의 한 숨부터 쉬고, 휴……).

그런데 이들의 연구를 비롯해 다른 연구를 좀 더 들여다보면 그리 안심할 만하지 않다는 것을 알 수 있다. 우선 병원 내에서 발견되는, 즉 사람을 감염시키는 VRE는 전 세계의 것이 하나의 그룹에 속한다. 이른바 CCI7*이라고

*   Clonal Complex 17

하는 그룹으로[17], 이 그룹에 속하는 VRE 균주들은 병독성 인자인 *esp* 유전자를 보유하고 있어 다른 기원을 갖는 균 주보다 병독성이 강하다.[18] 또한 병원 환경, 즉 의료 기구라 든가, 의료인 등의 손과 옷에서 나온 것들도 사람을 감염 시킨 VRE와 똑같다. 그러니까 병원 내 감염을 일으키는 VRE 균주가 사람과 사람 사이, 그리고 오염된 의료 기구 등에서 사람으로 옮겨가고, 병원 내에서뿐만 아니라 병원 과 병원 사이, 지역과 지역 사이, 국가와 국가 사이에도 꾸 준히 퍼져 왔다는 얘기다.

그럼 앞에서 소개한 "가축 세균이 사람에게로"라는 제목의 신문 기사는 완전히 틀린 것일까? 물론 가축 세균 이 사람에게로 전파된다는 얘기는 VRE에 대해서만큼은 (일단) 보류해야 한다. 그러나 항생제 사용이 항생제 내성균 의 발생과 전파와 밀접한 연관이 있다는 얘기만큼은 양보 할 수가 없다. 앞서 소개한 레브리톤 등의 연구를 보면, 동 물로부터 기원한 장구균과 인간에게 공생하는 장구균의 경우는 약 3000년 전, 즉 도시화와 동물의 가축화가 본격 적으로 이뤄지는 시기에 분화한 것으로 보인다. 그런데 사 람을 감염시키는 그룹인 CC17의 VRE 균주는 지금으로부 터 약 70~80년 전, 즉 항생제에 도입과 함께 빠른 속도로 진화했다. 유럽과 미국에서 VRE가 처음 발견되어 보고된 것은 1980년대 중반이었고, 몇 년 후 우리나라에서도 보고 되었다. 그러나 유전체 연구 결과는 VRE가 그 이전부터 암약해 왔다는 것을 보여주고 있는 셈이다.

사람을 감염시키는 VRE는 매우 제한적인 그룹이고, 이것이 전 세계로 전파되었다.[19] 이는 CC17에 해당하는 장구균의 전파력이 대단하다는 것을 보여준다. 또한 전파와 병독성과 관련한 유전자를 획득하고 자기화하는 능력도 뛰어나다. 이는 이 세균을 제어하는 것이 녹록한 일이 아니란 것을 의미한다. 이는 과거의 일이 아니라 현재 진행형이다. 더 병독성이 강하고, 최근 들어 더 많은 관심을 받는 세균이 많아지고 있음에도 우리가 이 세균에 대한 관심을 놓지 말아야 하는 이유다.

보이는 게 전부가 아니다

장구균, VRE는 골치 아픈 세균이지만 내게는 의미 있는 세균이기도 하다. 내가 지금 있는 대학교 학과의 교수로 지원했을 때 최종 발표의 내용이 바로 VRE에 관한 것이었다. 당시 주로 그람 양성균을 대상으로 몇 가지 주제의 연구를 하고 있었는데, 기초 연구이지만 임상적으로 의미가 있다고 판단한 게 바로 VRE에 관한 연구였다.

앞서 $vanA$와 $vanB$ 유전자에 따라 내성의 패턴이 달라진다는 얘기를 했다. 다시 잠깐 요약하자면 $vanB$ 유전자를 갖는 VRE는 반코마이신에는 내성이지만, 같은 글리코펩타이드 계열의 항생제인 테이코플라닌에는 감수성이다. 이 얘기는 테이코플라닌으로는 치료를 할 수 있다는 얘기다.

그런데 $vanA$ 유전자를 가지고 있음에도 테이코플라닌에는 감수성인 VRE가 있다. 이런 경우를 보통 VanD

표현형이라고 한다. *vanA* 유전자를 포함하는 트랜스포존 부위 내에 특정한 염기서열이 삽입되면 그런 현상이 벌어진다. 아주대학교병원 진단검사의학과 이위교 교수 등이 많이 연구한 현상이고[20] 나도 찾아내 보고한 적이 있는 종류의 균주였다. 그런데 의문점이 생겼다. 이렇게 VRE지만 테이코플라닌에 감수성을 보이는 세균에 감염되면 정말 테이코플라닌으로 치료하면 될까? 즉 표현형, 그러니까 겉으로 드러난 특성에 바탕을 두고 치료해도 괜찮을까 하는 것이었고, 그때까지는 연구된 것이 없었다.

연구 전에는 유전자형보다는 당연히 표현되는 형질이 더 중요할 것으로 예측했었다. 정말로 100퍼센트 그럴 거라고 생각했다면 연구를 하지 않았을지 모른다. 그래도 그렇지 않을 수도 있다고 의심했기에 연구를 한 것인데, 실제 연구도 하지 않고 결과도 확인하지 않고 그럴 것이라고 생각하고 아무것도 하지 않는 것은 연구자로서의 자세가 아니다. 만약 결과가 예상과 같더라도 그것을 확인하고 확신을 가질 수 있다는 점에서, 또는 결과가 예상과 다르다면 새로운 현상을 발견하고 그것을 규명할 수 있는 기회를 잡았다는 점에서 모두 의미가 있다.

결과는 예측과 달랐다. 우선 VRE 감염 환자로부터 VanD 표현형을 가지는 VRE 균주 다섯 개를 찾아냈다(이전 연구에서 찾아냈던 것이다). 이것들에 대해 시험관에서 테이코플라닌을 최소억제농도(minimum inhibitory concentration,

MIC)* 이상으로 처리했는데, 세균은 전혀 줄어들지 않고, 하루가 지나면 오히려 항생제를 처리하지 않은 경우와 똑같이 증식했다. 쥐에서도 마찬가지였다. VanD 표현형 VRE에 감염된 생쥐를 테이코플라닌으로 치료하더라도 세균의 수는 감소하지 않았던 것이다.[21] 정확한 이유는 밝혀낼 수 없었지만(학교로 자리를 옮기면서 그람 음성균으로 연구 대상을 바꾸었다. 핑계라면 핑계다), 단순히 항생제 감수성 결과를 보고 테이코플라닌이라는 항생제로 치료한다면 치료 결과를 긍정적으로 예상할 수 없다는 결과였다.

그런데 항생제 내성과 관련해서 이런 경우는 종종 있다. 분명히 특정 항생제 내성 유전자를 가지고 있는데도 불구하고 그 항생제에 감수성을 보이는 경우가 있는데, 이런 세균이 감수성을 보이는 항생제를 이용해서 처리하더라도 실패하는 것이다. 모종의 이유로 실험실 상에서 수행하는 항생제 검사에서는 감수성으로 나타나더라도 실제 몸속에서는 항생제를 맞닥뜨리면 제 실력을 발휘하는 셈이다. 보이는 게 전부가 아닌 것이다.

* 세균을 죽일 수 있는 가장 낮은 농도. 이 농도가 어느 기준 이상으로 높으면 항생제 내성이라고 판정한다.

2장

가장 많은
감염을 일으키는
세균

황색포도상구균

Staphylococcus
aureus

항생제를 탄생시키고, 마이클 잭슨을 감염시킨 세균

▼ 마이클 잭슨 슈퍼박테리아 나도 감염될까?

최근 마이클 잭슨이 코 성형 수술을 받는 동안 슈퍼박테리아인 메티실린 내성 황색포도상구균 타입 감염증에 걸렸다는 소식이 외신을 타고 전해졌다. 이 질환은 박테리아가 살을 파 먹으며 몸 전체로 번질 수도 있다고 보도해 국내에서도 슈퍼박테리아에 대한 관심이 높아지고 있다.

_____ 〈파이낸셜뉴스〉 2009년 2월 16일

아마도 1980년대 학창 시절을 보낸 남학생이라면 한 번쯤 마이클 잭슨의 '문워크'를 흉내 내 보지 않은 이가 없을 거다. 〈드릴러(The Thriller)〉의 음산함과 화려함은 전 세계를 사로잡았다. BTS의 시대에 고색창연한 '라떼' 얘기 같지만, 마이클 잭슨은 당시부터 살아 있는 동안, 그리고 세상을 떠난 지금도 '팝의 황제'다. 그에 관한 소식은 언제나 세간의 관심을 끌었다. 인용한 2009년 2월의 뉴스 역시 많은 사람들이 관심을 가졌다. 물론 그해 6월 25일 석연찮은 처방에 이은 심장마비로 사망한 충격적인 소식 때문에 이 뉴스는 뒤로 밀렸지만 말이다. 사람들의 관심은 마이클 잭슨을 감염시킨 세균보다 '성형'에 더 집중되었을지도 모른다. 그래도 '슈퍼박테리아'라는 대단한(!) 타이틀을 거머쥔 세균에 대해서도 어느 정도는(?) 눈길이 갔을 것이다.

이제 얘기하려는 세균이 바로 그 세균, 황색포도상구균(*Staphylococcus aureus*)이다. ESKAPE에서 두 번째 자리의 'S'에 해당하는 세균이다. 병원에서 대장균(*Escherichia coli*)과 함께 가장 많이 분리되고, 가장 많은 사람을 감염시키는 세균이 바로 황색포도상구균이다.

황색포도상구균을 처음 발견한 사람은 스코틀랜드의 외과의사 알렉산더 오그스턴(Alexander Ogston)이다.[22] 1880년 그는 수술을 하던 중 농양에 차 있는 고름에서 세균 무리를 발견하고 이것이 상처 감염을 일으킨다는 것

---

*   슈퍼박테리아라는 용어에 대해서 잠깐 부연 설명할 필요가 있다. 슈퍼박테리아라는 말을 흔히 '힘이 센', 즉 병독성이 강한 세균이라는 의미로 쓰는데, 실제로는 항생제로도 잘 죽지 않는 세균을 의미한다. 그러니까 힘이 세다기보다는 맷집에 센 세균이다.

을 알아냈다. 이후 무려 88명의 환자의 농양을 현미경으로 관찰했고, 포도송이 모양으로 뭉쳐 있는 세균을 확인했다. 그리고 그것들에 'Staphylococcus'라는 이름을 붙였다. 'Staphylo-'는 그리스어인 'staphylē', 즉 "포도송이"에서 온 말이다. 말 그대로 '포도상구균'이다.

4년 후 독일의 내과의사 프리드리히 로젠바흐(Fridrich Julius Rosenbach)는 포도상구균을 배양했는데 두 종류의 콜로니가 생기는 것을 발견했다. 한 종류는 하얀색이었고, 다른 것은 노란색이었다. 그는 하얀색 콜로니의 세균을 Staphylococcus albus라고 했고, 노란색 콜로니의 세균을 Staphylococcus aureus라고 했다.[23] 'albus'는 흰색을 의미하고, 'aureus'는 황금을 의미하는 라틴어 aurum에서 온 말이다. 그러니까 Staphylocuccus aureus는 학명 그대로 '노란색을 띠는 포도송이 모양의 둥근 세균'이라는 의미가 된다(참고로 S. albus는 나중에 S. epidermidis, 우리말로는 표피포도상구균으로 이름이 바뀐다. 주로 피부 감염을 일으키는 세균이다). 그러나 황색포도상구균을 액체 배지나 고체 배지에서 배양한다고 해도 노란색을 쉽게 확인할 수 있는 건 아니다. 대신 고체 배지에 배양된 콜로니를 면봉 등으로 묻혀서 보면 노란색이란 걸 알 수 있다. 비로소 '황색'포도상구균이라는 것을 실감할 수 있는 것이다.

황색포도상구균이 얼마나 중요한지는 다른 세균과 구분하는 방식으로도 알 수 있다. 인체에 존재하는 포도상구균 속에 속하는 종들을 부를 때 CNS라는 표현을 종종 쓴다. 과학계, 특히 생명과학계에서 CNS라고 하면 〈셀(Cell)〉, 〈네이처(Nature)〉, 〈사이언스(Science)〉와 같은 누구나 꿈꾸는 과학저널을 일컫지만, 여기서는 Coagulase-negative staphylococci의 약자이다(구분을 위해서 CoNS라고도 한다). 이 명칭은 말 그대로(혈장)응고효소(coagulase)를 만들지 않는 포도상구균을 의미하지만, 대체로 황색포도상구균이 아닌 다른 포도상구균 속의 종을 지칭한다. 그러니까 포도상구균 속 내의 종들은 '황색포도상구균과 그 밖의 것들', 이런 식으로 구분한다는 얘기다.[24] CNS에는 앞서 잠깐 이야기한 표피포도상구균(*Staphylococcus epidermidis*)과 같이 나름 임상적으로 의미를 두어야 하는 세균도 있지만, 특별한 경우가 아니면(혈액 혹은 척수에서 분리되거나 체내 삽입물에 생물막을 형성하는 경우) 병원에서 분리되어도 몸속에 평상시에도 존재하면서 질병과는 관련이 없는 것으로 취급하는 경우가 많다.

그렇다면 황색포도상구균만 응고효소를 만들어낸다는 얘긴데, 실은 드물게 포도상구균 중에서도 만들어내는 종이 또 있다. 다른 데서 찾으면 흑사병의 원인균, 즉 페스트균(*Yersinia pestis*)이 응고효소를 만들어낸다. 그럼 응고효소를 만들어낸다는 것은 도대체 어떤 의미가 있는 것일까?

황색포도상구균이 만들어내는 응고효소는 체내에

서 피브리노겐(fibrinogen)을, 혈액을 응고시키는 데 중요한 역할을 하는 물질인 피브린(fibrin)으로 전환하는 역할을 한다. 그 과정은 단계적인데, 응고효소가 처음 결합하는 물질은 혈액에 있는 프로트롬빈(prothrombin)이라고 하는 물질이다. 그렇게 결합한 물질을 스타필로트롬빈(staphylothrombin)이라고 하는데, 이게 단백질 분해효소를 활성화해서 간에서 생성되는 혈장단백질인 피브리노겐을 피브린으로 전환한다. 이게 혈액 응고(agglutination)를 일으키는 것이다.[25] 여기까지는 몸속에서 일어나는 생화학 반응을 중립적으로 기술한 것에 불과하다. 이렇게 되었을 때의 결과가 세균과 사람에게 중요하다.

응고효소는 세균의 표면에 단단하게 결합되어 있고, 그 때문에 피브리노겐에서 피브린으로 전환하는 반응이 황색포도상구균의 표면에서 일어난다. 그리고 피브린은 황색포도상구균의 표면을 코팅하게 되는데, 이게 식세포 작용과 같은 면역 체계로부터 세균을 보호하는 역할을 한다. 피브린 때문에 세균이 혈액 내에서 살아남을 수 있고, 살아남은 세균은 인체 내에서 농양을 형성하게 된다. 그러므로 응고효소는 황색포도상구균의 중요한 병독소이며, 포도상구균 속의 다른 세균들보다 더 중요한 병원균이 될 수 있는 요소 중 하나이다. 그래서 응고효소에 대한 항체를 만들어 감염을 치료하거나 예방할 수 있는 방안을 연구하고 있기도 하다.

황색포도상구균은 엄청난 발견에 기여(?)하기도 했다. 바로 인류를 살린 약, 항생제의 발견이다. 알렉산더 플레밍(Alexander Fleming)이 실험을 하다 제대로 정리하지 않고 간 세균 배지에 푸른곰팡이가 날라 와 세균을 죽인 것을 보고 페니실린을 발견했다는 바로 그 유명한 이야기에 나오는 세균이 바로 포도상구균이다. 1929년에 발표한 플레밍의 논문에는 단지 *Staphylococcus*, 즉 포도상구균이라고만 나오지만 실제로는 황색포도상구균일 가능성이 무척 크다.[26] 페니실린은 플레밍이 황색포도상구균을 연구하던 중 나온 뜻밖의 선물이라고 할 수 있다. 물론 페니실린 발견 당시에는 황색포도상구균을 죽이는 항생제였지만, 페니실린을 본격적으로 임상에 사용하기 시작한 지 1~2년 만에 내성을 갖는 황색포도상구균이 등장했고, 지금은 거의 모든 황색포도상구균이 페니실린에 내성을 갖는다.

그럼 글머리에 인용한 기사의 '메티실린 내성'이란 무엇일까? 페니실린에 내성을 갖는 세균이 등장하자 과학자들은 페니실린 분해효소에도 안정적인, 다른 종류의 항생제를 개발했는데 이것이 바로 메티실린(methicillin)이었다. 하지만 이 메티실린에 대해서도 1년도 안 돼 내성을 갖는 세균이 등장했고, 이것이 바로 메티실린 내성 황색포도상구균(Methicillin-resistant *S. aureus*)으로, 약자로도 유명한 MRSA다.[27]

최근의 연구 결과에 따르면, 항생제를 사용하기 한참

전 이미 피부사상균에 감염된 고슴도치에서 MRSA가 있었고, 이후로 항생제 사용과 함께 가축과 인간을 포함한 2차 숙주에게 퍼졌다고 한다. 이런 MRSA는 SCC*mec*이라고 하는 외부로부터 황색포도상구균으로 전달된 것으로 여겨지는 부위 때문에 생긴다. 나중에는 반코마이신 중등도 내성 황색포도상구균(vancomycin intermediate resistant *S. aureus*, VISA) 균주도 처음으로 발견한 일본의 게이치 히라마쓰(平松啓一, Hiramatsu Keiichi)가 밝혀낸 사실이다. 이 SCC*mec*이라고 하는 부위에는 유전자들의 이동을 도와주는 *ccr*(cassette chromosome recombinase) 유전자와 함께 *mecA*라고 하는 유전자가 있어 메티실린이 잘 작용하지 못하는, 변형된 세포벽 단위체를 만들어낸다.[28]

그런데 문제는 MRSA가 메티실린에 대해서만 내성을 갖는 게 아니라 베타-락탐 계열의 항생제 대부분에도 내성을 갖는다는 것이었다. 더더욱 문제는 1980년대에 들면서 MRSA가 병원 내 감염의 주요한 원인균(HA-MRSA, hospital-associated MRSA)으로 등장했고, 이 병원 내 감염 MRSA는 또 다른 항생제에도 내성을 획득하기 시작해서 거의 모든 항생제에 내성을 가지게 된 것이다. MRSA는 병원 내 감염에서 가장 흔한 원인균이면서 항생제도 잘 듣지 않는 골치 아픈, 아니 아주 위험한 세균이 되었다. 2007년에는 미국에서 한 해 동안 MRSA에 의한 사망자 수가 당시 사람들이 매우 위협적으로 생각하고 두려워하

던 에이즈보다도 많은 18,650명에 이른다는 연구 결과가 발표되면서 대서특필되기도 했었다.[29]

MRSA의 위험성은 전파와 발생에 관해서도 두드러진다. 항생제 감수성 황색포도상구균이 어느 시점에 다른 세균으로부터 SCC*mec*이라고 하는 유전자 무리를 받아들여 MRSA가 되었다고 했는데, 2000년대 초반까지만 하더라도 전 세계적으로 다섯 개가량의 주요 계통(CC5, CC8, CC22, CC30, CC45)이 있다고 보았다.[30] 지역적으로 유행하는 계통이 다른데, 우리나라의 경우에는 CC5의 하위 계열이 많이 나온다. 그런데 율리히 뉘벨(Ulrich Nübel) 등의 연구에 의하면 MRSA의 계통이 훨씬 많을 뿐 아니라 SCC*mec*이 황색포도상구균의 염색체에 삽입되어 MRSA가 되는 일이 정말 자주 일어났다는 게 밝혀졌다.[31] 메티실린 감수성 세균이 외부로부터 내성 유전자를 획득해서 MRSA가 되는 일이 세계 각지에서 독립적으로 일어났고, 같은 유전자형을 갖는 균주에서도 반복적으로 일어난 것으로 나타나 MRSA가 상당히 빈번하게 발생한다는 것이다.

우리나라에서 MRSA가 처음 보고된 것은 1983년이었는데, 이후 분리 비율이 가파르게 증가했다. 최고조에 이르렀을 때는 분리되는 황색포도상구균 가운데 70퍼센트 이상이 MRSA였다. 이때가 2010년대 초반이었는데, 다행히 이후 이 비율은 감소하는 추세다. 최근 여러 연구 결과를 보면 대체로 50퍼센트 정도의 비율로 메티실린에 내성인 것으로 나타나는데, 병원 내 감염관리 체계를 강화하고, 손 씻기 교육을 통한 수행률이 증가하고, MRSA 탈집락화 * 시도 등이 어느 정도 성과를 보인 것으로 보인다.

　　그런데 새로운 걱정거리가 생겼으니, MRSA는 1990년대 말, 2000년대 초반부터 병원 내뿐만 아니라 병원 밖, 즉 지역사회에서도 기승을 부리기 시작한 것이다. 바로 지역사회 감염 MRSA(Community-acquired MRSA, CA-MRSA)의 등장이다.

---

*　　MRSA 감염은 주로 증상 없는 집락화(colonization)에서 비롯되는 경우가 많기 때문에 소독용 바디워시나 비강 연구 등을 사용해서 증상이 나타나기 전에 미리 제거하는 것을 말한다.

병원 밖으로 나온 세균

◢ 美, 슈퍼박테리아 'MRSA' 공포 지역사회 위협

MRSA가 처음 출현하기 시작한 1960년 이래 이 슈퍼박테리아 감염은 주로 병원에 입원한 환자나 간호사, 의사들 사이에서 주로 발견되곤 했었다. 그러나 최근 몇 년 사이에 새로운 종류의 MRSA가 출현 병원과 관련이 없는 운동선수나 교정시설 수용자, 군인 같은 사람들 사이에서도 감염이 곧잘 발견되고 있다. UCLA 연구팀은 심지어는 MRSA 감염이 이와 같은 특수 계층이 아닌 일반 지역사회 사람들 사이에서도 빈번히 나타나고 있다고 지적했다.

_____ 〈메디컬투데이〉 2006년 8월 20일

2006년 6월 26일자 《타임(Time)》지에는 자전거를 타고 있는 한 흑인 소년의 모습이 실렸다. 그런데 아래에

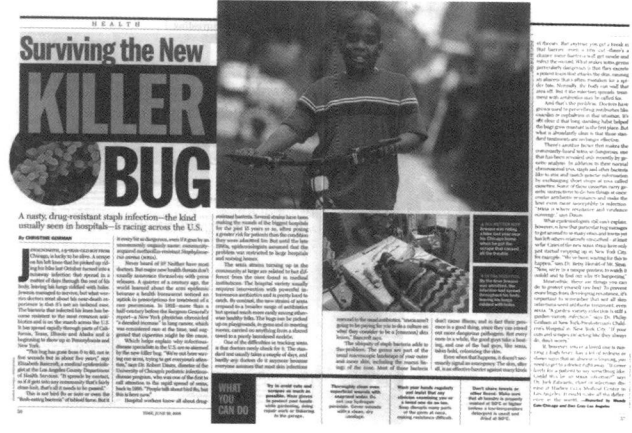

2006년 6월 26일자 기사 "새로운 킬러 세균에서 살아남다".

는 소년이 응급실에서 사경을 헤매고 있는 모습을 함께 보여주고 있다. 기사의 제목은 "새로운 킬러 세균에서 살아남다(Surviving the New Killer Bug)"였다. 기사를 다 읽지 않더라도 이 정도로도 대강 사정을 이해할 수 있다. 소년은 어떤 세균에 감염되어 거의 죽다 살아나 건강하게 자전거를 탈 수 있게 되었다는 내용이다. 기사 제목 아래 작은 원 안에 들어 있는 세균, 메티실린-내성 황색포도상구균(MRSA)이 바로 그 'Killer Bug'였다. 그런데 MRSA가 위험하다는 것은 이전에도 이미 다 알고 있는 상황인데, 이런 기사가 특별히 나온 이유는 무엇이었을까? 제목대로 그 MRSA가 '새로운' 종류이기 때문이었다.

1960년대부터 늘어나기 시작해서 1980년대, 1890년대 이르러서는 퍼질 대로 퍼진 MRSA는 거의 병원 내에서 감염을 일으켰다. 병원 내에서 병원에서 일하는 사람, 환자 혹은 환자 보호자, 그리고 여러 기구와 접촉하면서 감염되는 세균이었던 것이다. 그런데 1990년대 말, 2000년대 초부터는 병원과는 아무 관련이 없는 사람이 MRSA에 감염되는 사례가 등장하기 시작했다. 이른바 지역사회 관련 MRSA(Community-associated MRSA, CA-MRSA)였다.[32] 바로 위의 소년을 감염시킨 MRSA가 바로 CA-MRSA였다.

그런데 이 CA-MRSA는 병원 관련 MRSA(HA-MRSA)와 비교했을 때, 내성을 갖는 항생제의 종류가 좀 적었다. 그런데 병독성이 강했다. 연구 결과, 당시 미국에서 발견되는 CA-MRSA, 즉 USA300 클론은 MRSA와 관련한 SCC*mec* 형태가 병원 내 감염 MRSA와는 다른 종류이기도 했는데, 특히 주목받은 점은 박테리오파지*에서 유래한 PVL(Panton-Valentine leukocidin)이라는 독소를 비롯해 많은 독소를 만들어낸다는 점이었다.[33] 바로 이 때문에 강한 병독성을 나타냈다. 여태껏 MRSA는 병원하고만 연결을 짓고 있었는데, 이제는 그런 것과는 상관없게 되었을 뿐만 아니라, 더 심각한 질환을 야기할 수도 있게 된 것이다.

---

*   세균을 감염시키는 바이러스를 박테리오파지(bacteriophage), 줄여서 파지라고 한다.

우리나라의 경우를 보자면, 미국과는 좀 다른 MRSA 균주가 지역사회에서 출현했다. ST72라고 하는 유전형을 갖는 것으로 PVL을 만들지 않는 것이었다.[34] 처음에는 주로 어린이들에서 피부 감염을 일으켰는데, 이후 병원과 지역사회의 구분이 불명확한 우리나라 환경에서 병원에서도 주요한 MRSA 클론으로 자리 잡았고, PVL을 만들어내는 균주도 발견되기 시작했다.[35]

그렇다면 MRSA는 어떤 항생제로 치료할까? 바로 VRE, 즉 반코마이신-내성 장구균에서 얘기했던 그 항생제, 반코마이신이 표준 치료 항생제다. 지금은 새로 개발된 리네졸리드(linezolid)나 5세대 세팔로스포린(cephalosporin) 과 같은 항생제가 있지만, 반코마이신은 오랫동안 MRSA 를 치료할 수 있는 유일한, 최후의 항생제였다. 그래서 MRSA에서 반코마이신 내성 출현 여부는 초미의 관심사, 혹은 생각하기 싫은 재앙이었다. 특히, VRE에서 발견되는 반코마이신 내성 유전자가 이동성 유전자 그룹에 포함되어 있기 때문에 이 유전자 그룹이 MRSA로 이동할 가능성을 우려했다. 그리고 그런 일은 실제로 벌어졌다.

2002년 미국 미시간주에서 VRE로부터 반코마이신 내성 유전자를 받은 VRSA(Vancomycin-resistant S. aureus)가 발견되었다.[36] 이제 우려는 이 균주들의 전파 여부였다. 다행히도 이 VRSA는 널리 퍼지지 않았다. 이후로 지금까지 십여 건의 사례가 미국에서 보고되었고, 인도나 이란 등지에서 한두 건 발견되었다. 이 사례들도 심각한 감염이 아니었고 환자에서 환자로 옮는 사례는 나오지 않아 다행이지만, 결코 안심할 수 있는 상황은 아니다.

　　대신 문제는 VISA(Vancomycin-intermediate *S. aureus*)이다. 앞 장에서 언급했던 일본의 게이치 히라마쓰가 1996년 처음 발견한 것으로, Mu50으로 명명된 이 균주는 반코마이신 최소억제농도(MIC)가 내성 정도는 아니지만 그렇다고 감수성은 아닌, 8 mg/L였다.[37] VRSA와는 달리 꽤 많이 발견되었고, 우리나라에서도 2000년 MRSA 패혈증으로 사망한 환자의 혈액에서 처음 분리되어 보고되었다.[38] VISA의 메커니즘은 VRSA나 VRE처럼 새로운 유전자가 나타나서 반코마이신이 결합하지 못하는 세포벽 단위체를 만드는 것이 아니다. 대신 VISA 균주에서는 세포벽이 비정상적으로 두꺼워진다. 두꺼워진 세포벽을 반코마이신이 뚫고 들어가지 못해 세균이 항생제에 견딜 수 있게 되는 것이다. 우리나라에서는 아직까지 VRSA로 확인된 사례는 없었지만, VISA는 2000년 MRSA 패혈증으로 사망한 환자의 혈액에서 처음 분리된 이래 꽤 많은 사례가 확인되었다.[39]

　　가장 흔한 세균 중 하나가 황색포도상구균이면서, 앞으로 가장 염려스러운 항생제 내성의 위험성을 품고 있는 세균이 바로 황색포도상구균이다.

나이가 들수록 MRSA를 보유하고 있는 비율이 증가한다

개인적으로 황색포도상구균을 대상으로는 꽤 많은 연구를 해왔다. 좀 이상한 해석으로 주목받아 언론에 실린 연구도 있었고("항생제 내성균 일본서 건너왔다", 〈서울신문〉, 2008년 9월 3일, 박건형 기자), 아시아 지역과 우리나라에서 나타나는 MRSA의 종류에 대한 연구도 했었다. 그 가운데 그다지 높은 평가를 받는 저널에 실린 연구는 아니고, 좀 시일이 지난 연구를 소개해 본다. 앞에서 한 얘기와 연결이 되는 내용이기도 하고, 간단하면서도 의미 있는 연구이며, 이해하기도 쉬운 연구라 생각한다.

지역사회 감염 MRSA를 얘기했는데, MRSA를 연구하면서 우리나라 아이들이 얼마나 많이 MRSA를 보유하고 있으며, 그 MRSA는 어떤 종류일지 궁금해졌다. 그래서 (나중에 질병관리청장을 지낸)성균관대학교 의과대학 삼성

서울병원 감염내과의 백경란 교수와 의논하고 연구 계획을 짰다(사실은 도움을 요청한 것이었다). 어린이들의 코에 황색포도상구균이 얼마나 존재하는지, 그중에서 얼마나 항생제 내성, 즉 MRSA가 차지하는지 조사해 보기로 했고, 소아청소년과 외래 환자를 대상으로 삼았다. 여러 가지 이유로 소아청소년과 외래를 찾은 아이들을 대상으로 코에 면봉을 들이민 것이다(지난 몇 년간 코로나19 검사를 위해 한 일과 거의 비슷한 일이다). 고맙게도 아이들의 양육자들이 대다수 허락해 주었다. 연구간호사의 도움을 받았고, 며칠 지나지 않아 모두 296명의 아이들로부터 샘플을 얻을 수 있었다. 얻은 샘플로부터 배양을 시도했고, 나이대별로 구분해서 황색포도상구균의 존재 여부, 그 가운데 MRSA의 비율을 조사했다. 그 결과는 그림과 같았다.[40]

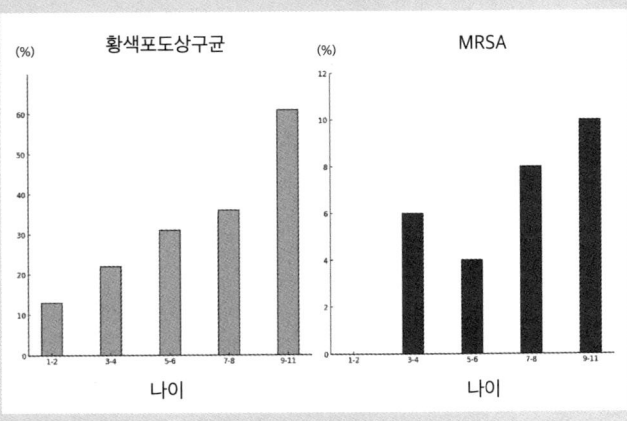

연령별 콧속 황색포도상구균과 MRSA 보유 비율

그래프를 보면 알겠지만 해석은 쉬웠다. 1~2살 아이의 경우 겨우 10퍼센트 남짓이던 황색포도상구균 보유 비율은 나이가 많아질수록 증가하더니 9살에서 11살 사이의 어린이에서는 60퍼센트가 넘었다. MRSA도 1~2살짜리 어린아이에서는 하나도 나오지 않았지만, 9~11살 어린이 중 10퍼센트가량이 MRSA를 보유하고 있었다. 여러 지역과 계층을 대상으로 한 대규모 연구가 아니라, 하나의 의료기관만을 대상으로 제한된 기간 동안 수행한, 말하자면 예비 연구에 가까운 연구였지만 추세만큼은 분명했다. 적지 않은 아이들이 콧속에 황색포도상구균, 심지어 MRSA를 가지고 있고, 나이가 들수록 그 비율은 증가한다. 아마 성인은 대다수가 황색포도상구균을 콧속에 가지고 있을 것이고, 그게 MRSA일 가능성이 높다는 추측도 가능하다.

　실제로 아이들이 그냥 보유만 하고 있는 것인지, 감염되었는지, 그리고 나중에 어떻게 되었는지도 조사하지 않았다. 하지만 콧속이나 피부에 아무런 증상 없이 가지고 있던 황색포도상구균이 면역력이 떨어지면 심각한 감염으로 이어질 수도 있다는 건 이미 많은 연구를 통해 확인된 사실이다. 그러니까 나이가 들수록 황색포도상구균을 보유하는 비율이 증가한다는 결과는 이에 대해 경각심을 충분히 불러일으킬 수 있는 내용이었다. 자꾸 손가락을 콧속으로 집어넣는 행동이 별로 바람직하지 못하다는 상식을 재확인하면서.

연구에서는 분리한 황색포도상구균의 유전자형도 추가로 조사했다. 결과를 보면, 당시 우리 연구팀을 비롯하여 몇몇 국내 연구진의 연구에서 확인했던 우리나라 병원에서 퍼져 있는 MRSA의 유전자형과는 다른 것들이었다. 말하자면 지역사회 감염 세균의 것이었다. 그때는 아직은 병원 내 감염 관련 MRSA가 지역사회로는 퍼져 있지 않은 결과라고 해석했다. 특히 우리나라의 경우 병원과 지역사회 사이의 경계가 뚜렷하지 않아 그런 상황이 쉽게 올 것이라 여기고 우려스럽다고 논문에 적었다.

그런데, 이후 연구들은 예상과는 반대 상황이 벌어진 것을 보고하고 있다. 반대 상황이란 지역과 병원이 완전히 분리되어 세균이 서로 침투하지 못한 걸 의미하는 것이 아니었다. 병원의 MRSA가 지역사회로 나와 퍼진 게 아니라, 지역사회의 MRSA가 병원으로 침투했던 것이다.[41] 우려의 방향이 바뀐 것이다. 지금은 원래 병원 내 감염 MRSA와 원래 지역사회 감염 MRSA가 균형을 이뤄 병원 내에서 세력 다툼을 벌이는 형국이다. 말하자면 MRSA가 토착화된 셈인데, 외부로부터 들어오는 것을 적극적으로 막을 필요도, 새로이 생기는 것도 악착같이 방지할 필요도 없는 현실이다. 말하자면 MRSA의 병원-지역사회 사이의 전파와 관련해서 거의 손을 놓고 있는 셈이다. 물론 감염률 자체를 줄이기 위한 여러 방식의 노력은 지금도 많이 시도하고 있지만 말이다.

3장

끈적끈적하고,
끈질긴

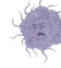

폐렴간균

Klebsiella
pneumoniae

끈적끈적한 세균

▛ **"美 국립보건원서 슈퍼박테리아로 6명 사망"**

첨단 의료시설을 갖춘 미국 국립보건원에서 지난해
슈퍼박테리아가 퍼져 6명이 숨진 것으로 확인됐다고
워싱턴 포스트(WP) 등 현지 언론이 23일(현지 시간)
보도했다. 지난해 6월 워싱턴 인근 메릴랜드주에 있는
미 국립보건원 중환자실에 43살의 여성 환자가 실려
왔고, 이 환자는 어떤 항생제로도 치료가 불가능한
'폐렴간균', 이른바 슈퍼박테리아에 감염된 상태였다.
병원 측은 이 환자를 철저하게 격리했지만, 박테리아가
병원 안으로 퍼져 17명이 감염됐다. 의료진은 6개월
동안 슈퍼박테리아와의 전쟁을 벌였지만, 혈관까지
감염된 6명은 결국 사망했다.

──── 〈서울파이낸스〉 2012년 8월 24일

ESKAPE의 세 번째 세균은 폐렴간균(또는 폐간균, 폐막대균), 학명은 *Klebsiella pneumoniae*다. 세포벽을 이루는 펩티도글리칸층이 얇은 그람 음성균이고, 주로 장(腸) 내에서 살아가는 장내세균이다. 세균의 속명 *Klebsiella*는 미생물학자 에드윈 클렙스(Edwin Klebs)의 이름에서 온 것이다.[42]

1882년 독일의 미생물학자 카를 프리들란더(Carl Friedländer)가 폐렴으로 사망한 환자의 폐에서 처음 분리한 세균으로 1886년 *Klebsiella*라는 속명이 붙여졌다. 클렙스도 이 세균을 관찰한 적이 있었지만, 질병과의 연관성을 확인하지 못했다. 프리들란더는 한스 그람(Hans Gram)이 개발한 염색법의 도움을 받아 자신이 발견한 세균이 폐렴과 관련이 있다는 걸 증명했다. 그런 까닭으로 이 세균은 오랫동안 "프리들란더의 세균(Friedländer's bacillus)"이라고 불렸다. 참고로 한스 그람이 개발하여 폐렴간균을 확인하는 데 결정적인 역할을 한 염색법은, 나중에 그람 염색법(Gram staining)이라고 불리면서 세균학의 기본 중의 기본이 되었다.[43] 앞의 '그람 음성균'이라는 것도 그람 염색법으로 구분한 것이다.

클렙시엘라(*Klebsiella*) 속에 속하는 세균은 자연계에서 쉽게 찾아볼 수 있다. 토양과 물에 흔하게 존재하고, 초목 등에도 살아간다. 사람을 비롯하여 돼지나 말과 같은 포유류의 점막에서 정착해서 살아가는 세균이기도 하다. 클렙시엘라 속의 세균 중에 사람에게 병을 일으키는 세균으로 가장 대표적인 것은, 물론 *K. pneumoniae*, 즉 폐렴간균이다. 이 밖에도 클렙시엘라 옥시토카(*K. oxytoca*)나 클렙시엘라 그라눌로마티스(*K. granulomatis*)와 같은 종이 사람에게 질병을 일으키기도 하고,[44] 최근에는 클렙시엘라 바리콜라(*K. variicola*), 클렙시엘라 쿠아시뉴모니에(*K. quasipneumoniae*) 같은 종들도 사람에서 치명적인 감염을 일으킬 수 있다는 것이 보고되고 있다.[45]

폐렴간균은 보통 다당류로 되어 있는 캡슐(capsule, 협막이라고도 한다)이 둘러싸여 있다. 그람 양성균에 속하는 폐렴구균(*Streptococcus pneumoniae*)처럼 캡슐은 백혈구의 포식 작용을 억제하고, 살균 혈청인자에 의한 세균 사멸을 막는 등 숙주의 면역 방어 시스템을 피하는 데 중요한 역할을 한다. 그래서 캡슐이야말로 세포막의 지질다당류(lipopolysaccharide, LPS)와 함께 폐렴간균의 병독성에서 가장 중요한 요소 중 하나로 꼽힌다.[46]

장내세균으로 폐렴간균은 주로 장 내에 존재한다고 했지만, 앞서 얘기한 대로 환경에도 존재하고 사람의 구강인두의 점막에서 질병 증상을 나타내지 않은 채 서식하기도 한다. 그러다 면역력이 약해지면 증상이 나타난다. 이런 것을 기회주의적 감염(opportunistic infection)이라고 하는데, 사실 대부분의 세균 감염이 이런 경우에 해당한다.

그래서 알코올성 간질환 환자나 당뇨 환자와 같은 면역력이 떨어진 이들에서 지역사회 관련 폐렴을 일으키는 대표적인 세균이기도 하며, 병원 내 감염으로 상처 감염, 피부연조직 감염, 혈류 감염, 카테터 관련 감염, 담도관 감염, 복막염, 수막염 등을 일으킨다. 그람 음성균 가운데 대장균(*Escherichia coli*) 다음으로 혈류 감염을 많이 일으킨다. 미국의 질병통제예방센터(CDC)에 의하면 전체 감염질환 가운데 3퍼센트가량이 이 세균에 의한 것이다. 또한 미국에서 한 해에 280만 건 이상의 항생제 내성 감염이 생기고, 연간 3만 5천 명 이상이 사망한 것으로 나타나고 있다.[47]

폐렴간균이라고 하더라도 특히 병독성이 강한 종류가 있다. 약자로 hvKp라고 하는데, Kp는 *Klebsiella pneumoniae*에서 온 것이고, hv는 hypervirulent, 즉 고병원성이라는 뜻이다(반면 보통의 폐렴간균은 classic *K. pneumoniae*라고 해서 cKp로 쓴다).[48] 그런데 hv는 hypermucoviscous를 의미하기도 한다. 세균을 배양했을 때 점액성이 매우 강한, 즉 끈적끈적한 콜로니를 볼 수 있는데, 이 콜로니를 루프로 떠 보았을 때 떨어지지 않고 치즈처럼 길게 늘어진다.

이런 현상은 주로 앞에서 얘기했던 폐렴간균을 둘러싸고 있는 캡슐 때문에 생기는 것으로 특정 혈청형의 폐렴간균(주로 K1 또는 K2)이 이런 특징을 갖는 경우가 많다. 캡슐은 대식세포 등으로부터 세균을 보호하는 역할을 하기 때문에 hvKp는 면역세포에 잡아먹히지 않고 몸 구석구석으로 퍼져나갈 수가 있다.

hvKp는 병을 일으키는 메커니즘도 cKp와 다르다.

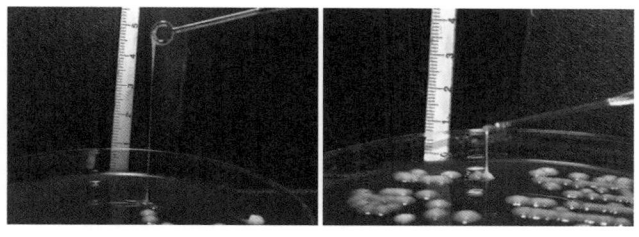

고점액질의 폐렴간균(왼쪽)과 보통의 폐렴간균(저자 논문 사진).

cKp가 일으키는 폐렴은 기관지에 세균이 증식하면서 생기는 데 반해, hvKp는 혈관을 통해 옮겨 다니기 때문에 해당 장기와 혈관 사이를 막아 버린다. 여기에는 끈적거리는 특성이 한몫하는데, 혈류 공급이 막힌 장기는 괴사해 버린다. 간에서 이런 현상이 자주 생기고, 이를 간 농양(liver abscess)이라고 한다.

또한 hvKp는 세균이 사람으로부터 철분을 빼앗아가는 데 사용하는 분자인 시드로포어(siderophore, 철결합체라고도 한다)의 효율이 cKp보다 100배나 높다. 사람에게 철분이 필요한 것처럼 세균도 대사 작용에 철분이 필요하다. 그래서 이 희소성이 높은 영양분인 철분을 쟁탈하기 위한 싸움이 몸속에서 늘 벌어진다. 그런데 hvKp이 강한 철분 쟁탈 능력을 가지고 있어 더욱 높은 병독성을 나타내는 것으로 보고 있다.

그런데 이 병독성 높은 hvKp는 동아시아에서 특히 많이 발견되고 있다. 1986년에 대만에서 처음 발견되었고,

우리나라에서도 2007년 hvKp에 해당하는 K1 혈청형에 의한 간 농양이 처음 보고되었다. 2012년 우리나라의 건강한 성인을 대상으로 분변에서 발견되는 폐렴간균에 대한 연구에서는 분리된 폐렴간균 가운데 약 5퍼센트가 K1 혈청형으로 나타나기도 했다.[49] 이를 어떻게 판단하느냐는 사람에 따라 다를 수 있지만, 특히 병독성이 높은 균주가 우리 근처에 존재하고 있으며, 또 몸속에도 존재한다는 것은 경계해야 할 필요성이 있다.

항생제 내성의 새로운 국면을 열다

▼ 항생제 내성 新박테리아 급속 확산

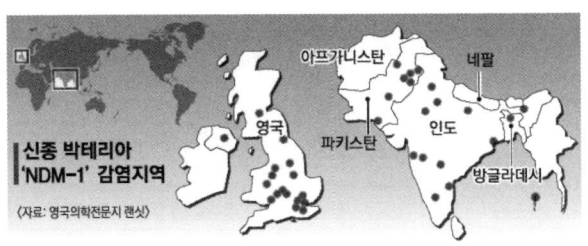

기존의 어떤 항생제에도 죽지 않는 박테리아인 신종 '슈퍼버그'(Superbug)'가 전세계로 확산될 위기에 처했다는 경고가 나왔다. 영국 카디프 대학 티모시 웰시 박사팀은 '란셋 전염병 저널' 온라인판에 발표한 연구논문에서 인도, 파키스탄, 방글라데시 등 일부

*   슈퍼버그는 앞서 설명한 슈퍼박테리아와 같은 말이다.

아시아 지역을 중심으로 'NDM-1'으로 명명된 슈퍼버그가 출현했으며, 특별한 조치가 없으면 향후 전 세계로 퍼질 가능성이 있다고 밝혔다.

———— 〈서울파이낸스〉 2010년 8월 13일

2010년 8월 어느 날 선배 교수들과 점심 식사를 가던 길이었다. 한 분이 "고 교수, 그거 뭐야?"라며 이야기를 꺼냈다. "그 무슨 대단한 항생제 내성이 발견되었다는데……", 바로 그날 아침에 보도된 뉴스 얘기였다. 딱 내 전공 분야인데도 새로운 소식에 촉각을 세우고 있지 못한 탓에 멋쩍어하면서 넘겼고, 식사 후에 내 방으로 돌아와 바로 폭풍 검색을 했다. 앞의 인용문은 그때 어렵지 않게 찾아냈던 기사 중 하나다.

거의 모든 신문이며 인터넷 매체들이 비슷비슷한 내용을 보도하고 있었다. 논문은 차분한데 뉴스가 큰 의미를 부여하는 것은 익히 보던 패턴이지만, 그래도 이건 좀 센세이셔널했다.

기사를 요약하자면 인도나 파키스탄으로 여행 갔던 유럽인들이 새로운 형태의 항생제 내성 메커니즘을 갖는 세균에 감염되었다는 내용이었다. 똑같은 세균이 인도와 파키스탄에서도 분리되었다.[50] 그 세균이 바로 NDM-1이라는 효소를 만들어내는 폐렴간균이었다. NDM이란 New Delhi metallo-beta-lactamase의 약자로, 인도의 수도인

뉴델리에서 나온 베타-락탐 계열의 항생제를 분해하는 효소란 뜻이다. 뒤에 붙은 '1'은 이 계통의 효소 중 첫 번째로 나온 것이란 의미였다. 이후로 새로운 NDM 계열의 카바페넴 분해효소의 종류는 계속해서 늘어나 현재(2025년 7월)는 NDM-47까지 보고되었다.[51]

논문이 나온 이후로 NDM이라는 명칭에 대해서 논란이 많았다. 이 강력한 항생제 내성균이 인도와 파키스탄에서 유래했다는 연구 결과에 대해, 그리고 그 효소에 인도 수도의 이름을 붙인 데 대해 인도 정부 측은 강력하게 반박했다. 특히 유럽인들이 인도의 의료 기관에서 성형수술 등 치료를 받다가 감염되었다는 데 대해 인도 병원의 치료 환경이 안전하다는 것을 강조했다. 정치인들까지 나서서 이 내성균과 인도를 관련짓는 것은 악의적(malicious)이라고 비난했다.[52]

반면에 인도에서 항생제 내성 문제를 심각하게 받아들이지 않고 있다는 반박도 나왔다. 인도에서는 의사나 약사들의 항생제 처방에 법적 제한이 없다는 점을 들어 인도가 항생제 내성 세균의 온상이 될 수 있음을 지적하며 NDM-1 생성 세균과 같은 강력한 항생제 내성 세균이 인도에서 비롯되는 것이 놀랄 만한 일이 아니라고도 했다.[53]

과거에도 '스페인 독감'과 같이 어떤 병원균이나 질병에 지역 이름을 쓰는 것이 논란을 불러일으키기도 했다 (스페인 독감이 스페인에서 유래하지 않았다는 건 유명한 얘기다). 그래서 이제 WHO는 이러한 관례를 인정하지 않고 대신 중립적인 명칭을 쓸 것을 강제하고 있다. '우한 폐렴'이 아니라 'COVID-19' 혹은 '코로나19'라고 쓴 것처럼 말이다. 참고로 항생제 분해효소 가운데는 서울(Seoul)이나 빈(Vienna)이라는 이름이 붙은 항생제 분해효소(SIM, VIM)도 있지만, 이것들은 발견 당시 NDM-1처럼 커다란 이슈를 불러일으키지 않아서인지 그런 반발은 거의 없었다.

아무튼 2010년 여름의 NDM-1 생성 세균에 대한 논문과 잇따른 보도는 며칠 만에 구글에서 NDM-1을 검색한 결과 수백만 건을 넘어설 정도로 이례적으로 전 세계에 폭발적인 관심을 불러일으켰다. 그리고 이는 CRE, CPE의 본격적인 등장을 알렸다. 자꾸 약자들이 나와서 좀 난감하긴 하다. 이쪽 분야는 워낙 약자가 많기도 하고, 흔히 쓰는 약자니 언급할 수밖에 없다. CRE는 Carbapenem-resistant Enterobacteriaceae(카바페넴-내성 장내세균(과)), CPE는 Carbapenemase-producing Enterobacteriaceae(카파페넴 분해효소 생성 장내세균(과))의 약자다. 이 항생제 내성의 중요성을 이해하려면 카바페넴 계열의 항생제에 대한 약간의 지식이 필요하다.

카바페넴이란 항생제는 분자 구조를 봤을 때 기본적으로 페니실린처럼 락탐 고리를 갖는 베타-락탐 항생제다. 그런데 대부분의 베타-락탐 계열의 항생제를 무력화하는 광범위 베타-락탐 분해효소(Extended spectrum betalactamase, ESBL)에도 분해되지 않아, 특히 그람 음성균 감염 치료에 '최종 병기'와 같이 여겨지던(지금까지도 거의 그렇게 여겨지는) 항생제다. 1985년 이미페넴이 나왔고, 1996년 메로페넴, 2007년에는 도리페넴이 나오면서 많은 감염 환자를 살려냈다. 그런데 카바페넴을 분해해버리는 효소를 만들어내는 세균이 등장했고, 이 소식은 의사와 미생물학자 들에겐 경악스러운 것이었다. 이 항생제까지 내성이 생기면 감염을 치료할 수 있는 항생제를 찾는 게 정말 어려워진다는 사실을 알고 있기 때문이다.

카바페넴에 대한 내성은 여러 메카니즘에 의해 생긴다. 항생제가 세균 안으로 들어오는 통로를 막거나 변형시킴으로써, 세균 안으로 들어온 항생제를 일종의 펌프를 이용해서 밖으로 퍼내거나 하는 방법이 있다. 그런데 그런 것보다 항생제 자체를 분해해버리거나 무력화시키는 방법이 가장 강력하다. 그것이 바로 카바페넴 분해효소(carbapenemase)다. 이전부터도 폐렴간균을 비롯한 장내 세균에서 카바페넴 내성이 보고되기는 했지만, 강력한 카바페넴 분해효소이면서 광범위하게 전파되는 것으로는 NDM-1이 거의 처음이었고, 그래서 2010년 8월의 뉴스는 매우 충격적이었다.

NDM-1을 논문으로 맨 처음 보고한 것은 우리나라의 의사이자 과학자다. 연세대 의대 세브란스 병원의 용동은 교수로, 2009년 연구년을 맞아 프랑스에서 연구하던 중에 역시 인도로 여행을 다녀온 스웨덴 감염 환자에게서 발견한 것이다.[54] 다음해에 영국의 데이비드 리버모어(David Livermore)를 중심으로 한 연구팀이 앞에서 크게 보도되었던 결과를 발표한 것이었다.

이후 연구에서는 NDM-1을 만들어 카바페넴에 내성을 갖는 세균이 인도, 파키스탄에는 하수를 비롯한 여러 환경에 이미 널리 존재하고 있다는 것이 밝혀졌다. 또한 유럽은 물론 전 세계에 이미 널리 퍼지고 있다는 것도 확인되었다. 우리나라에도 이미 NDM-1 생성 폐렴간균이 존재하고 있었다는 것이 확인되기도 했다("국내 첫 슈퍼박테리아 'NDM-1' 감염 확인", YTN, 2010년 12월 9일, 김잔디 기자).

카바페넴 분해효소에는 NDM 종류만 있는 게 아니다. 대표적인 것으로 KPC라는 게 있다. KPC가 *Klebsiella pneumoniae* carbapenemae의 약자인 것에서 보듯이 처음부터 폐렴간균에서 최초로 발견되었고, 폐렴간균에서 대부분 발견되는 카바페넴 분해효소다. 2012년 8월에는 첨단 시설을 자랑하는 미국 국립보건원에서 발생한 후 병원 내로 퍼져나가 최소 6명 이상의 사망자를 발생시켰다. 2015년 2월에는 역시 미국 유수의 대학병원인 UCLA 대학병원에서 내시경 검사로 인해 감염되어 환자가 여럿 죽는 경우가 있었는데, 이 사태의 원인이 바로 KPC 생성 폐렴간균이었다. 원래 유럽 남부인 그리스나 이탈리아, 미국, 남아메리카 등에 토착화된 KPC 생성 폐렴간균은 이제는 우리나라에서도 가장 많이 분리되는 카바페넴 분해효소 생성 장내세균이 되었다. 한 병원에서만도 매달 수십 건씩 발생하는 경우가 생길 정도이다.

2024년에는 KPC나 NDM 같은 카바페넴 분해효소 생성 장내세균에 감염된 환자가 거의 4만 명 넘게 발생하고, 사망자는 838명에 이를 만큼 이제는 우리나라에서도 거의 토착화되었고, 사망률도 결코 낮지 않다. 익숙해진 만큼 더욱 무서운 항생제 내성 세균이 된 것이다.

평범함과 탁월함 사이

대장균(*Escherichia coli*)

◢ 독일, 장출혈성 대장균 환자 2,000명 넘어서

독일에서 장출혈성 대장균(EHEC) 감염이 처음 발생한
이후로 사태가 진정되는듯 하더니 다시 악화되고 있다.
독일 각 지역에서 하루 동안 확진 혹은 의심 환자로
분류된 경우가 약 500건에 달하며 총 수가 2,000건을
넘어섰다. (중략) 이와 동시에 독일의 니더작센주에서는
새로운 장출혈성 대장균에 의한 사망 사건이
보고되었다. 사망자는 84세의 여성 환자로 이와 같은
증상으로 총 16명의 사망자가 발생했고 그중 14명이
여성인 것으로 알려졌다.

———— 〈내일신문〉 2011년 6월 3일

대장균(*Escherichia coli*)은 ESKAPE에 포함되지는 않는

다. 처음에는 지금도 간혹 두 글자나 들어가는 'E' 중 하나가 *Escherichia coli*가 아닌가 생각하지만……, 아니다. 아마도 대장균을 병원균으로서가 아니라, 모델 생물(model organism)로 인식하는 경우가 많던지 아니면 감염되었을 때의 심각성에 대해서 평가가 박해서 그랬을 것으로 짐작한다. 하지만 결코 대장균을 무시할 수는 없다. 임상에서 가장 많이 분리되는 '병원균'이며, 감염의 심각성 측면에서도 범위가 매우 넓다. 그래서 2009년에 패터슨 등이 ESKAPE에서 마지막의 E를 폐렴구균과 대장균을 포함하는 장내세균과(Enterobacteriales)로 하는 ESCAPE로 재정의할 것을 제안하기도 했었다.[55] 애초에 ESKAPE의 세균을 다루기로 한 마당에 대장균을 다루는 게 원래 계획을 어기는 것이 아닌가 하는 꺼리칙함은 패터슨 등의 제안으로 양해 받을 수 있을 것 같고, 대장균을 다룬다면 바로 여기가 그 자리일 듯하다.

테오도르 에쉐리히(Theodor Escherich)의 이름을 따라 붙여진 대장균은[56] 대체로 병리적인 위험이 없는 세균으로 여겨진다. 위생 검사를 할 때 대장균 검출 여부를 기준으로 삼는 것은 대장균 자체의 위험성 때문이라기보다는 대장균이 존재할 정도면 살균 작업이 제대로 되지 않아 다른 세균도 존재할 가능성이 높다는 의미라고 보면 된다. 또한 그런 이유와 함께 역사적인 이유로 대장균은 모델 생물로서 각광을 받아 왔다. 20세기 초중반부터 연구해 온 까닭에 유전체 및 생리적 특성 등이 잘 알려져 있고, 유전자 조작도 쉽기 때문에 생명 현상을 이해하는 데 기초적인 데이터를 만들어내는 모델로서 이용해왔다. 대장균을 이용한 연구로 노벨상을 받은 게 10개가 넘는다.

그렇다고 대장균이 안전하다고만은 할 수 없다. 보통의 대장균이 가장 많이 일으키는 질환은 요로 감염(urinary tract infection)이다. 요로 감염은 콩팥에서부터 오줌을 배출하는 요도까지의 부위, 즉 소변길(요도)에 생기는 감염을 말한다. 보통은 장 속에 있던 세균이 요로를 따라 올라가 감염을 일으키게 된다. 폐렴간균을 비롯해서 다른 세균도 요로 감염을 일으키기도 하지만, 압도적으로 많은 경우가 대장균에 의한 감염이다. 여기서도 항생제 내성 세균이 중요한데, 전 세계적으로 가장 널리 퍼져 있는 요로 감염 대장균은 광범위 베타-락탐 분해효소(ESBL) 중에서도 CTX-M이라는 효소를 만들어내는 ST131이라는 클론이다. 이게 얼마나 퍼졌던지, 어떤 연구자는 이를 'CTX-M 팬데믹'이라는 용어를 쓰기도 했다.[57]

요로 감염 대장균이 발생 빈도와 관련해서 문제가 된다면 감염의 심각성과 관련해서 문제가 되는 대장균도 있다. 바로 병원성 대장균(pathogenic E. coli)이다. 이 절 앞부분에 인용한 기사의 장출혈성 대장균(EHEC)과 같은 게 바로 병원성 대장균이다. 병원성 대장균에는 질병의 방식에 따라 다섯 가지, 즉 장조직 침입성 대장균(EIEC), 장병원성 대장균(EPEC), 장출혈성 대장균(EHEC), 장부착성 대장균(EAEC), 장독소원성 대장균(ETEC)으로 구분한다. 이보다 좀 더 세분하는 경우도 있지만, 대체로는 이 범주 안에 병원성 대장균이 속한다.[58] 이들은 각각 서로 다른 병독소를 가지고 있고, 장내 조직에 침투하여 병을 일으키는 메커니즘이 다르다.

최근에는 두 가지 이상의 서로 다른 종류의 독소를 가지고 있는 융합형(hybrid) 병원성 대장균이 보고되기도 하는데, 사실 앞 기사의 용혈성 요독 증후군(haemolytic uraemic syndrome, HUS)을 일으킨 대장균도 기본적으로 장출혈성 대장균이지만, 장출혈과 관련이 있는 독소 외에도 장부착성 대장균과의 특징에 시가 독소(Shiga toxin)를 분비하여 장병원성 대장균의 특징도 함께 가지고 있는 것으로 분석되기도 했다.[59] 그래서 당연히 병독성도 강한데, 최근 우리나라에서도 융합형 병원성 대장균이 분리되고 있는 상황이다.

많은 사람들이 들어봤고 무서워하는 대장균으로 O157이 있다. 정확히는 O157:H7이라고 하는 것으로 O와 H는 대장균의 혈청형을 나타내는 문자다. 그러니까 독특한 혈청형을 가지는 대장균으로, 앞의 병원성 대장균 분류에서 장출혈성 대장균에 속한다. 참고로 독일에서 문제가 되었던 장출혈성 대장균의 혈청형은 O104:H4였다.

장출혈성 대장균에 감염되면 설사 등으로 고생하고,

격리 치료를 해야 하지만 회복은 잘 된다. 하지만 전체 환자의 10퍼센트가량은 용혈성 요독 증후군(HUS) 등으로 진행되기도 한다. 이 경우 항생제를 사용하면 오히려 대장균이 독소를 더 많이 분비하기 때문에 상태가 심각해질 수도 있어 항생제 사용이 곤란하다. 그래서 수혈이나 투석 등 대증적 처방을 통해 치료한다. 대장균 자체는 그렇게 위험하지 않다고 하지만, 이렇게 용혈성 요독 증후군까지 진행이 되면 사망에 이르기도 해서 절대 무섭지 않다고 할 수 없다. 당연하지만, 반드시 잘 끓여 먹고, 익혀 먹고, 평소에 손씻기도 잘 해야 한다.

항생제가 없어도 항생제 내성 세균은 잘 살아간다

NDM이나 KPC 같은 항생제 분해효소를 암호화하는 유전자들은 세균의 염색체에도 존재하지만 많은 경우 '플라스미드'라고 하는 이동성 운반체에 존재하는 경우가 많다. 플라스미드에 존재하는 유전자들은 대체로 세균의 생존에 필수적이지 않다. 따라서 플라스미드의 존재는 세균 입장에서는 거추장스럽고 추가 에너지를 써야 한다. 그래서 플라스미드를 갖는 세균은 생장 속도가 느려지거나 다른 생리적 특징 등과 관련한 적응도에 있어 불리한 점이 있다는 것이 보편적인 시각이다. 그런데 어떤 경우에는 플라스미드를 가지고 있는데도 불구하고 생장 속도 등의 적응도가 감소하지 않는다. 이러한 현상을 '플라스미드 역설(plasmid paradox)'이라고 한다. 플라스미드 역설은 항생제 내성 유전자가 있는 플라스미드에 적용되기도 한다. 항생제 내성 유전자가 있는 플라스미드를 갖는 세균이 항생제가 존재하는 조건에서는 당연히 생존에 유리하다. 그런데 항생제가 없는 상황에서도 세균이 살아가는 데 별로 불리하지 않은 경우가 있는 것이다. 플라스미드 역설은 꽤 오래전부터 알려져 있었고(그 이유에 대해서는 아직 정확히 잘 알지 못하지만), 항생제 내성 유전자에 대해서도 마찬가지다.

현재 미국 클리블랜드 클리닉 산하의 연구소에서 박사후연구원으로 있는 이해정 박사가 박사과정 중에 연구한 것은, 카바페넴 분해효소 유전자가 있는 플라스미드를 2개 갖는 세균의 경우였다. 앞에서 카바페넴 분해효소의 종류가 여럿 있다고 했는데, 카바페넴에 내성과 관련되어 있다면 굳이 이런 카바페넴 분해효소 유전자가 있는 플라스미드를 복수로 가질 이유가 없다. 그런데 자연에서는 그런 세균이 종종 발견된다. 특히 폐렴간균이 그랬다. 그래서 과연 그런 플라스미드를 2개 가졌을 때 적응도나 병독성에 어떤 변화가 생기는지를 연구한 것이다.

처음에는 NDM-1 유전자와 OXA-232라고 하는 또 다른 카바페넴 내성 유전자 두 종류만 연구했고, 이후에는 다섯 종류의 유전자를 가지고 여러 조합을 조사했다. 결과는 예상과 달랐다. NDM-1 유전자 포함 플라스미드나 OXA-232 유전자 포함 플라스미드 한 가지만을 넣은 세균을 플라스미드가 없는 세균과 경쟁시켰더니 경쟁력이 떨어졌다. 실험적으로 엄밀하게 비교하기 위해 대장균(*Escherichia coli*)을 이용했다. 플라스미드가 없는 대장균에 각각의 플라스미드를 인위적으로 넣어서 실험했는데, 대장균은 폐렴간균과 진화적으로 매우 가까운 세균이다.[60] 여기까지는 플라스미드 역설이 없었다.

그런데 플라스미드를 2개 갖는 세균은 달랐다. 이 세균을 플라스미드가 없는 세균과 경쟁시켰을 때, 생장 속도에서는 별로 손해 없이 무려 10배나 높은 경쟁력을 보였다. 대식세포나 초파리를 이용한 병독성 실험에서도 플라스미드를 2개 갖는 세균이 병독성이 플라스미드가 없는 세균이나 하나만 갖는 세균보다 병독성이 강해졌다.[61] 항생제 내성 세균이 카바페넴 분해효소를 하나만 가지고 있어도 충분한 항생제 내성 효과를 보이기 때문에 이런 효소를 2개 갖는 것은 카바페넴 내성 측면에서는 별로 큰 이득이 없다. 하지만 다른 측면에서 이득이 있다는 얘기다.

그리고 이것은 항생제가 존재하는 상황에서의 결과가 아니라 항생제가 없는 상황에서의 결과였다. 이 얘기는 일단 항생제 내성이 발생했을 때, 항생제를 사용하지 않는 것만으로는 쉽게 원래의 상태, 즉 항생제 감수성 세균이 우세한 상태로 돌아가기가 무척 힘들다는 것을 의미한다.

추가 연구 결과를 보면, 이런 다중 플라스미드 보유의 효과는 모든 플라스미드에는 적용되지 않았다. 이를테면 KPC-2 유전자 플라스미드와 OXA-232 유전자 플라스미드가 함께 있을 때는 그런 현상이 나타나지 않은 것이다. 아마도 특정 플라스미드에 존재하는 특정 유전자나 유전

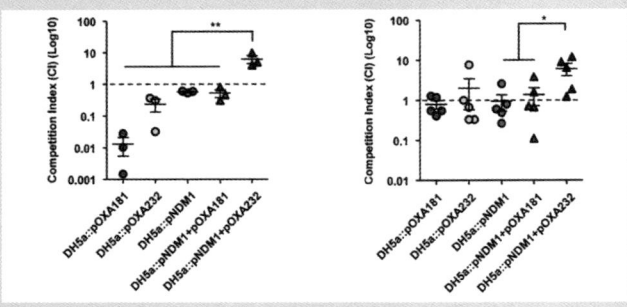

서로 다른 항생제 내성 유전자를 포함하는 플라스미드가 2개 있을 때 오히려 다른 세균과의 경쟁에서 유리하다. 왼쪽은 시험관에서의 결과이고, 오른쪽은 꿀벌부채명나방(Galleria mellonella)의 애벌레를 이용한 실험의 결과다.

자의 조합이 숙주 세균의 유전자 발현 변화를 유도해서 그런 현상이 나타난다는 것은 어느 정도 예측되고, 또 일부 확인했다. 하지만 정확히 플라스미드의 어떤 유전자, 어떤 유전자 부위가 숙주 세균의 무엇을 조절해서 그런 일이 벌어지는지까지는 밝혀내지 못했다.

항생제 내성 세균이 항생제 감수성 세균에 비해 항생제가 없는 환경에서는 불리할 것이란 예측은 매우 단순하고 순진한 판단이었다. 항생제 내성이 세균에겐 거추장스러울지 모르는 플라스미드를 통해서 생긴다고 해도 세균 중에는 큰 타격을 받지 않는 경우도 있다. 그리고 우리의 연구를 통해서는 폐렴간균이나 대장균에서 항생제 내성 유전자를 옮기는 플라스미드가 여럿 있으면 오히려 여러 면에서 생존에 유리하고 병독성도 강해지기도 했다. 참 끈질기게 무서운 위협임에 분명하다.

4장

새로운
항생제 개발이
가장 필요한 세균

아시네토박터

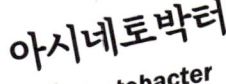

일본에서 날아온 뉴스와 이라크 전쟁으로 알려진 세균

▚ 국내서도 '아시네토박터균 감염 사망' 있었다

일본에서 여러 항생제를 써도 듣지 않는 '아시네토박터
균'에 의해 9명이 숨진 것으로 추정되는 것과 관련해
국내의 관련 전문가와 보건당국은 이번 사례는 심각한
위험성을 지니는 '슈퍼박테리아'는 아니며 다른 약으로
치료될 가능성이 있다고 지적했다. (중략) 한편 국내의
한 병원에서도 이 균에 의한 사망 추정 사례가 논문을
통해 보고된 것으로 나타났다. 국내의 한 대학병원 감염
내과 의료진이 국내에서 발행되는 학술지 최근호에 보고
한 논문을 보면, 2007년 10월~2008년 7월 이 병원 중환
자실 입원 환자 57명을 대상으로 조사한 결과 19명한테
서 한 항생제에 내성을 보이는 아시네토박터균이 검출됐
으며, 이 가운데 4명이 이 때문에 숨진 것으로 추정됐다.

———— 〈한겨레〉 2010년 9월 7일

앞 장에서 얘기한 NDM-1이라는 새로운 카바페넴 분해효소를 만들어내는 폐렴간균에 대한 뉴스가 나오고 보름 정도 지났을 때였다. NDM-1이라는 새로운 공부거리를 조금씩 정리해 나가는데 또 다른 뉴스가 날아들었다. 이번에는 일본으로부터였다. 일본 도쿄의 한 대학병원에서 어떤 세균이 수십 명을 감염시키고, 또 여럿이 사망했다는 보도였다. 이번에는 더욱 발칵 뒤집혔던 기억이 난다. 우선은 일본이라는 지역적인 근접성 때문이었고, 또 한 가지 이유는 그 세균의 정체 때문이었다.

첫 기사를 보니 일본 도쿄에 있는 테이쿄대(帝京大) 부속병원에서 다제 내성(multidrug-resistant) 아시네토박터 바우마니(Acinetobacter baumannii)라는 세균에 환자 46명이 병원 내에서 감염되었고, 그 가운데 9명이 사망했다. 이후 감염자 수는 최종 60명 이상으로 늘었고 사망자 수도 훨씬 많았다. 당시 일본 언론들은 병원 내 감염을 막지 못하고, 일찍 관계 당국에 보고하지 않았다고 병원 관계자들을 맹비난했다. 그리고 이 사건과 관련해서 일본 경찰은 이 책임을 물어 병원 관계자를 형사 기소까지 하는 일까지 벌어졌다.*[62]

---

*   이러한 일이 2017년 우리나라에서도 벌어졌다. 이대목동병원에서 소아환자들이 시트로박터 프룬디(Citrobacter freundii)라는 세균에 감염되어 사망하는 일이 벌어졌고, 역시 관계자들이 형사 기소됐다. 재판 결과 무죄 판결이 났다.

우선 이 기사를 접하면서 사람들은 '다제 내성(多劑耐性)'이라는 한자어부터 익숙하지 않았을 것이다. 일반 사람들이나 기자들은 '슈퍼박테리아(superbacteria)'라는 말을 더 익숙해하고 편하게 쓰기도 했다. 슈퍼박테리아라는 말이 주는 공포감과 더불어 별로 정확하지 못한 의미 때문에 당시 보건복지부 진수희 장관은 특별히 '다제 내성'이라는 표현을 써 달라고 기자들에게 요구하기도 했다. 정의할 때마다 조금씩 달라지긴 하지만 보통은 최소한 세 가지 이상의 계열(class)에 속하는 항생제에 내성을 갖는 경우를 다제 내성(multidrug-resistant)이라고 한다. 즉 그런 세균이었다는 얘기다.

아시네토박터 바우마니라는 세균은 더욱 낯설었을 것으로 생각한다. 아마 세균에 관심이 있는 사람들조차 이런 세균의 존재조차 모르는 이들이 적지 않았을까? 오죽하면 우리나라 말로 된 세균 이름이 없었을까? 솔직하게 얘기하자면, 이런 보도가 나올 즈음 나는 아시네토박터 바우마니라는 세균에 대해 연구하고 있었기 때문에 잘 알고 있었지만, 불과 몇 년 전만 하더라도 그런 이름은 들어본 적이 없었다. 어쩌다 듣거나 읽어본 적이 있었을지 모르지만 기억에 남지 않았다는 말이 더 정확할 것이다. 그만큼 일반 국민들에게는 낯선 세균이었다.

그런데 아시네토박터 바우마니는 이미 연구자들과 감염 관련 의사들 사이에서는 점점 관심이 높아가는 세균이었다. 얼마 전까지만 하더라도 사람으로부터 분리되더라도 감염과는 상관없다며 폐기 처분하던 세균이었지만, 이제는 그런 취급을 받는 세균이 아니었다. 비록 병독성은 그리 높지 않지만, 환경에 잘 적응하고 항생제 내성을 획득하는 능력 때문에 잘 치료되지 않아 중환자실을 중심으로 맹렬하게 퍼져나가며 많은 환자들을 죽이고 있던 세균이었다. 나는 이런 상황을 두고 강의 시간마다 아시네토박터 바우마니를 "21세기 병원 환경에 가장 잘 적응한 세균"으로 설명하고, "순한 양에서 무서운 호랑이로 변신한 세균"이라고 비유한다.

앞에 인용한 신문 기사에는 우리나라 병원에서도 아시네토박터 바우마니 감염이 있었다는 내용이 나온다. 비록 그 기사 내용이 내가 수행한 연구는 아니었지만, 일본의 사건이 있기 1년 전 이미 나는 그런 내용의 논문을 미국 질병통제센터(CDC)가 발행하는 과학저널인 〈Emerging Infectious Disease(EID)〉에 발표한 바 있었다.[63] 2007년 봄에서 여름으로 넘어가던 중 병원 중환자실에서 아시네터박터 바우마니가 늘어나고 있다는 것을 느낀 감염내과 의사들이 내게 이를 조사해볼 것을 요청해 왔다. 수집해서 보내온 균주들을 당시 대학원생이던 박영경 박사와 함께 조사한 결과, 모두 63개의 균주 가운데 다제 내성(multidrug-resistant, MDR)인 균주는 40퍼센트가 넘었다. 그리고 놀랍게도 여덟 균주가 임상에서 사용하는 모든 항생제에 내성이었다.* 더더욱 놀랍게도 이런 세균에 감염된 여섯 명의 환자(둘은 감염이 아니라 단순 서식으로 밝혀졌다) 가운데 네 명이 사망했고, 그중 세 명은 감염 관련한 것으로 판단되었다.

우리나라에서도 그때서야 아시네토박터 바우마니라는 세균에 대해 인식되기 시작했지만, 미국 등 외국에서도 많은 연구자, 감염 관련 의사들이 별로 신경 쓰지 않는 세균이었다. 그러던 것이 스포트라이트를 받는 세균이 된 계기가 있었다. 바로 전쟁이었다.[64]

2005년 겨울이었다. 미국에서 매년 8월경 열리던 ICAAC(Interscience Conference on Antimicrobial Agents and Chemotherapy)이라는 감염과 항생제 내성 관련 학술대회가 미뤄져 12월에 워싱턴 DC에서 열렸다. 원래 ICAAC이 열리기로 한 도시는 뉴올리언스였다. 그런데 개최를 2주 앞두고 역대급 허리케인인 카트리나가 몰아닥쳐 뉴올리언스를 완전히 집어삼켜 버렸다. 하는 수 없이 ICAAC은 연기되어 12월에 워싱턴 DC에서 열리게 된 것이었다. 당시 무척 추웠던 기억이 지금도 생생하다. 그 기억과 함께 아주 인상적인 장면이 하나 있다.

---

*　당시에는 extreme drug-resistant, XDR이란 표현을 썼다. Pandrug-resistant(PDR)이란 더 좋은 표현이 있었지만, 이 약자는 이미 하나 정도의 항생제에만 감수성을 갖는 세균에 쓰고 있던 용어라 하는 수 없이 'extreme'이라는 이름을 붙였다. 이후 용어가 정리되어 모든 항생제에 대한 내성을 PDR이라 정의하게 되었다.

사실 그 당시는 지금의 학교에 임용이 확정되어 앞으로 독립된 연구자로서 새롭게 어떤 연구를 해야 할까 고민하던 중이었다(그때까지는 그람 양성균만 연구하고 있었다). 그러던 중 이제 이름만 알게 된 아시네토박터를 다루는 세션을 듣게 되었다. 그런데 군복을 입고 있는 발표자가 있었다. 소속을 보니 월터리드 육군의료센터였다. 그는 말하자면 군의관이면서 감염 연구자였다. 그는 이라크 전쟁 중에 군인들을 감염시킨 아시네토박터 바우마니가 어떤 세균인지, 즉 동일한 클론이라 하나의 균주가 전파된 것인지 아니면 독립적으로 감염된 것인지, 감염 환자들의 증상은 어떻고, 치료 성적은 어떤지 등등을 발표했던 것 같다. 직감적으로 이걸 연구해야겠다는 생각이 들었다.

　그런 일화에서 보듯이 아시네토박터 바우마니라는 세균이 연구자, 의사, 특히 미국 보건당국 등의 관심을 끌게 된 것은 아프가니스탄 전쟁과 이라크 전쟁에 파병되었다 부상당한 병사들 사이에서 집단 감염이 일어났기 때문이었다. 2002년부터 2004년 사이에 이라크와 아프가니스탄에 파병된 미군 100명 이상이 아시네토박터 바우마니에 감염되는 사태가 발생했다.[65]

　이들 대부분은 미국에서도 가장 시설이 좋은 군 병원인 월터리드 육군의료센터로 후송되었다. 아나나 다를까, 작지 않은 비율의 세균이 항생제 내성을 가지고 있었다. 처음엔 이라크와 아프가니스탄의 흙을 의심했다. 보건

환경이 좋지 못한 지역의 흙에 사는 세균이 다친 병사들의 상처를 감염시킨 것이라 여긴 것이다. 그래서 언론에서는 이 세균에 Iraqibacter, '이라크세균'이라는 별명까지 붙였다.[66] 그래도 정말 그런 것인지 연구를 해야 했다. 세균 감염이 이라크 토양에 있던 세균에 의한 것인지 아니면, 이라크에서 미국으로 후송되는 과정에서 일어난 것인지, 그것도 아니면 미국 병원에서 감염된 것인지, 제대로 알아야 대처를 할 수 있으니 말이다.

결론은 어땠을까? 결론은(좀 싱겁게도? 혹은 더욱 충격적이게도?) 부상병들에 대한 수송 과정에서 감염되는 것으로 밝혀졌다. 부상병들이 여러 단계에 걸쳐 수송되면서 각 병원에 이미 존재하고 있던 아시네토박터 바우마니에 자주 노출되면서 감염되었던 것이다.[67] 이라크와 아프가니스탄 흙은 죄가 없었다.

아무튼 이후 아시네토박터 바우마니는 감염과 관련해서 절대 무시해서는 안 되는 세균으로 자리 잡았고, 2017년 세계보건기구(WHO)는 항생제 개발이 가장 필요한 세균 리스트를 발표하면서 맨 윗자리에 이 세균을 올렸다. 그런데 앞선 인용한 기사에 이은 얘기를 하자면, 역시 2018년 일본의 가고시마대학병원에서 비슷한 일이 벌어졌다. 입원 환자 15명이 다제 내성 아시네토박터 바우마니에 감염되어 이 중 8명이 사망한 것이다. 다시 이 세균의 위력을 실감하지 않을 수 없다.

무섭지 않지만 무서운……

▶ **감염환자 연 9,000명·사회적 비용 5,000억……대책 시급**

국회 보건복지위원회 최도자 의원이 공개한 질병관리본
부의 '국내 항생제 내성균 감염에 대한 질병부담'
보고서에 따르면 매년 9,000여 명의 슈퍼박테리아 환자
가 발생하고 있으며 3,900여 명이 조기사망하고 있다는
연구결과가 나오기도 했다. 슈퍼박테리아 감염으로
인한 우리나라 전체 사회적 비용은 연간 5,500억 원이
발생한 것으로 추정됐다. (중략) 연구결과에 따르면,
매년 사회적 비용이 가장 높은 질병은 MDRA(다제 내성
아시네토박터 바우마니균) 폐렴으로 1,360억 원의 비용
이 추정되며, MRSA(메티실린내성 황색포도알균) 균혈증은
1,128억 원, MDRA(다제 내성 아시네토박터 바우마니균) 균혈증
은 1,026억 원의 사회적 비용이 발생할 것으로 연구되었다.

——— 〈보건뉴스〉 2019년 4월 19일

그럼 아시네토박터 바우마니는 어떤 세균일까? 아시네토박터는 다음에 이야기할 녹농균(*Pseudomonas aeruginosa*)과 함께 포도당을 발효하지 못하는(이런 세균들을 비발효균(non-fermenter)이라고 한다) 그람 음성균이다. 토양이나 물 등 자연 상태에도 흔하게 존재하는 세균이면서 건조한 상태에서도 며칠 동안 생존할 수 있다. 객담이나 대소변 등에서 쉽게 자랄 수 있기 때문에 병원 내 환자나 의료인의 피부에 오랫동안 존재할 수 있다. 또한 기관 절개술을 받은 환자의 절개 부위라든가 호흡기 검체에서 흔하게 분리되며, 건강한 사람에서도 25퍼센트 정도가 검출된다.

아시네토박터 속의 세균 중에서 아시네토박터 바우마니는 아시네토박터 칼코아세티쿠스(*A. calcoaceticus*), 아시네토박터 피티(*A. pittii*), 아시네토박터 노소코미알리스(*A. nosocomialis*) 등 유연관계가 가까운 종과 함께 Acb(*A. calcoaceticus-baumannii*) complex에 포함된다. 과거에 쉽게 종 동정이 안 되던 것들을 하나로 묶어 불렀던 흔적이다. 이 중 아시네토박터 칼코아세티쿠스를 제외한 다른 종들이 사람에게서 주로 발견되는 세균들인데, 그중에서도 임상에서 가장 흔하며 문제가 되는 것은 역시 아시네토박터 바우마니다.[68]

아시네토박터 바우마니의 병독성에 대한 논문을 보면 공통적으로 외막에 존재하는 포린(porin), 인지질 분해효소, 다당류로 이루어진 캡슐, 지질다당류(LPS), 단백질 분해효소, 시드로포어(siderophore), 단백질 분비 시스템 등을 언급한다.[69] 그런데 이런 것들은 사실 다른 세균에도 거의 있는 것으로 아시네토박터 바우마니만의 특징이라고 할 수 없는 것들이 많다. 앞서 얘기한 대로 그만큼 병독성에 있어서는 두드러지지 않은 세균이다. 그런데 어떻게 이 세균은 공중 보건에서 심각한 위협이 되었을까? 그것은 생물적 또는 비생물적 표면에 생물막(바이오필름, biofilm)을 만들어내는 능력과 병원 환경 등에서 살아남아 지속적으로 감염을 일으킬 수 있는 능력, 그리고 항생제 내성 때문이라고 할 수 있다.

아시네토박터 바우마니는 편모(flagella)가 없어 운동성이 없다. 속명 *Acinetobacter*라는 이름 자체가 'akineto', 즉 '움직임이 없는'이라는 그리스어에서 왔다. 그러나 선모(pili)는 가지고 있다. 선모는 세균 표면에 짧은 털 같은 구조인데, 촉수 같은 역할을 해서 어딘가에 달라붙을 수 있다. 그렇게 달라붙으면서 아주 조금씩 이동할 수 있는데, 이를 트위칭(twitching)이라고 한다. 'twitch'가 '씰룩거리다, 경련하다'라는 뜻을 가진 말이니 짐작이 갈 만하다. 아시네토박터 바우마니가 가진 선모는 제4형 선모(type IV pili)에 해당한다. 이 제4형 선모 덕분에 이 세균은 잘 달라붙는 성질을 갖는다. 특별한 독소도 만들어내지 않고, 캡슐(협막)을 두껍게 만들어 면역 체계를 회피하는 능력이 뛰어난 것도 아닌데, 이 세균이 병원균으로서 역할을 하는 것은 바로 이 때문이라는 견해가 많다. 인체 조직으로 침투

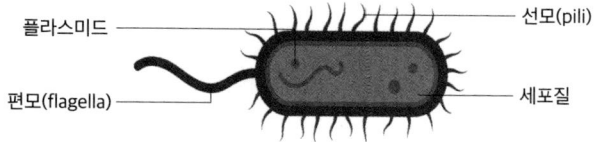

플라스미드 ——— ——— 선모(pili)

편모(flagella) ——— ——— 세포질

편모와 선모.

하기 위해서 선결 조건이 일단은 달라붙는 것이기 때문에, 제4형 선모는 아시네토박터 바우마니에서 병독성의 중요한 요소라 할 수 있다. 그리고 이런 특징은 생물막을 형성하는 데 중요한 기여를 한다.

생물막이란 고체의 표면에 다당류, 지질, 단백질, 핵산 등과 같은 세포외 고분자 물질 매트릭스(extracellular matrix)에 세균이 엉겨져 있는 얇은 막이다. 종종 "미생물 도시(microbe city)"라고도 불리는 생물막에 둘러싸인 세포는 대사 활동이 제한되고, 세포 밖에 만들어진 매트릭스에 의해 보호를 받는다. 그래서 항생제의 공격이나 숙주의 선천 면역 작용에 견딜 수 있게 된다. 생물막 형성에 특기를 가진 아시네토박터 바우마니는 이 때문에 인공호흡기 관련 폐렴이나 카테터 관련 감염을 자주 유발할 수 있으며, 치료도 힘들게 된다.[70]

또 하나 아시네토박터 바우마니를 무섭게 만드는 요소는 바로 항생제 내성이다. 이 세균은 그 자체가 원래부터 적지 않은 항생제에 내성을 갖는다. 페니실린을 비롯한 많은 베타-락탐 계열의 항생제들, 1세대 세팔로스포린 계열의 항생제들, 테트라사이클린 등에 선천적으로 내성이다. 그런데 더욱 문제는 이 녀석들이 새로운 항생제 내성을 획득하는 능력마저 뛰어나다는 것이다.

앞서 폐렴간균에 대한 글에서 카바페넴 내성의 심각성에 대해서 잔뜩 이야기했지만, 아시네토박터 바우마니에서는 이미 카바페넴은 거의 효과를 잃어가고 있었다. 폐렴간균을 비롯한 장내세균에서 카바페넴 내성을 일으키는 카바페넴 분해효소로 NDM이라든가, KPC 등을 언급했는데, 아시네토박터 바우마니에서는 oxacillinase(OXA), 그중에서도 OXA-23이 주로 카바페넴 내성에 관여한다. 그런데 이 효소를 암호화하는 유전자는 AbaR, 또는 AbGRI라고도 불리는 유전자 무리의 일원으로 존재하는 경우가 많은데, 이것은 유전체 섬(genomic island, GI)이라고 하여 트랜스포존에 의해 다른 세균으로부터 전달된 것으로 파악되고 있다. 과거 우리 실험실의 김대훈 박사는 국내 카바페넴 내성 아시네토박터 바우마니 중 80퍼센트 이상이 이런 OXA-23 유전자를 포함하는 유전체 섬을 가지고 있다는 것을 밝힌 바 있다.[71]

아시네토박터 바우마니는 임상 의사들이 가장 골치 썩히는 세균들 중에서도 맨 윗자리를 차지한다. 엄밀하게는 항생제 내성 자체가 병독성은 아니지만, 치료되지 않는 세균은 결국 '쎈' 세균이다. 그런 의미에서 아시네토박터 바우마니는 강력한 세균이다.

나의 연구

항생제 의존성 세균

카바페넴 내성 아시네토박터 바우마니에 감염되면 치료할 수 있는 항생제가 매우 제한된다. 그 몇 안 되는 항생제 중에는 콜리스틴(colistin)이라는 항생제가 있다. 콜리스틴은 1950년대에 개발되었으나, 콩팥에 독성을 나타내는 등의 문제로 오랫동안 사용되지 않던 항생제였다. 그러다 1990년 말 이후 아시네토박터 바우마니 등에 카바페넴 내성이 만연해지면서 달리 쓸 수 있는 항생제가 없어지자 의사들은 이 항생제에라도 눈길을 돌려야 했다. 오랫동안 쓰지 않았고, 또 기존에 쓰던 항생제와는 작용 메커니즘이 좀 달라 내성률이 높지 않았다.[72]

물론 콜리스틴도 사용이 늘면서 내성이 생기고, 또 플라스미드에 내성 유전자가 발견되고 있지만, 그래도 내성률이 급격히 상승하지 않고 있다. 그런데 이 콜리스틴과 관련해서 잘 이해되지 않는 현상들이 자주 발견된다. 그중에서 한 가지를 소개해 보고자 한다. 주로 홍윤경, 이지영 박사가 박사과정 때 연구한 내용이다.

항생제에 감수성인 세균이라도 높은 항생제 농도에도 살아남는 경우가 있다. 보통은 이형내성(heteroresistance)이라고 해서 아주 낮은 비율로 항생제 내성 집단이 섞여 있어서 높은 항생제 농도에서 그것만 살아남는 경우다. 또는 지속성균(persister)이라는, 생리적 활성이 거의 없어 항생제가 작용하지 못하는 집단인 경우도 있는데, 이와 관련한 연구를 하고 있었다.* 높은 항생제에도 살아남은 일부의 콜로니를 고체 배지에 접종하고 난 후 콜리스틴이 포함된 종이 디스크를 배지 가운데 놓았다. 항생제 내성이면 디스크 가까이에서도 잘 자라고, 감수성이면 세균이 자라지 않는 동심원 부분이 넓게 생긴다. 말하자면 플레밍이 페니실린을 처음 발견할 때와 똑같은 원리다.

예상은 원래 세균이 이형내성이라면 높은 항생제 농도에서 살아남은 집단이니 디스크 주변으로도 세균이 자랄 것이고, 만약 지속성균이라면 여전히 감수성이기 때문에 동심원이 생길 것이었다. 그런데 결과는 이도 저도 아니었다. 디스크 중심으로 가까운 부분에서만 세균이 자란 것이다. 처음 그런 결과를 가져왔길래, 나는 뭔가 잘못된

---

* 이에 대해서는 다음 장의 녹농균(*Pseudomona aeruginosa*)에 관한 '나의 연구'에서 이야기한다.

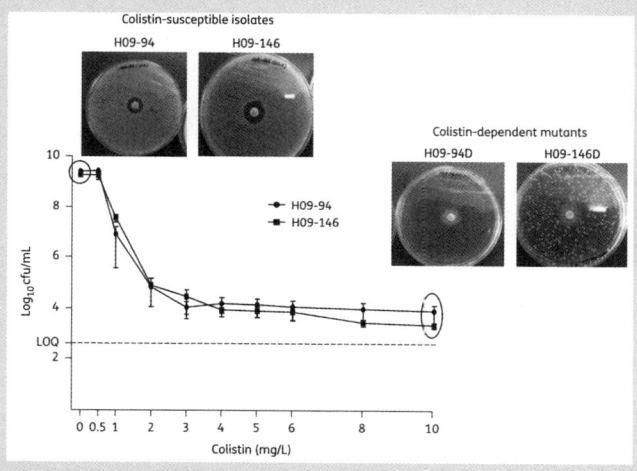

Colistin-susceptible isolates
H09-94   H09-146

Colistin-dependent mutants
H09-94D   H09-146D

정상적인 아시네토박터 바우마니와 콜리스틴에 노출한 후 살아남아 콜리스틴 의존성으로 변한 현상.

것이라 생각했다. 그래서 다시 해보라고 했지만 결과는 마찬가지였다.[73]

콜리스틴이라는 항생제가 있어야만 자란다? 그런 것이 있다고? 이런 현상에 일단은 콜리스틴 의존성(colistin dependence)이라고 이름 붙이고 이게 처음 발견한 것인지 찾아봤다. 그런데 1년 전에 스페인 연구자들이 비슷한 현상을 발표한 게 있었다. 조금은 실망했다. 첫 번째를 놓친 것이었다. 하지만 좀 생각해보니 논문으로 쓰기에는 오히려 좋은 상황이었다. 워낙 이상한 현상이니 논문 심사에서 논란이 될 수 있는데 이미 한번 보고된 현상이니 그 부분은 넘어갈 수 있을 거라 여긴 것이다. 그래도 첫 번째를 놓친 것은 못내 아쉽긴 했지만, 다행히 스페인의 연구자들은 현상을 간단히 발표하고 추가 연구는 하지 않는 것 같았다.

우리는 일정 기간 동안 삼성창원병원에서 수집한 아시네토박터 바우마니 균주를 확보하고 있었다. 우선 콜리스틴에 대한 내성 여부를 조사하고(내성률은 12.4퍼센트였다), 감수성균 중에서 고농도의 콜리스틴에서 생존하는 콜로니 가운데 콜리스틴 의존성을 나타내는 게 얼마나 있는지를 확인했다. 약 삼분의 일가량이 그런 특성을 나타냈다! 작지 않은 비율이었다.

수집한 균주 가운데 혈액으로부터 분리된 균주를 구분하고, 이 균주들을 가지고 있던 환자들에 대해서는 삼성창원병원 감염내과의 위유미 교수에게 항생제 치료 결과를 확인해달라고 부탁했다. 원래 콜리스틴에 대해 감수성이었으니 콜리스틴으로 치료를 시도한 경우가 많았다. 혈류 감염 세균(45개) 가운데는 항생제 의존성이 더 많이 나왔다(18개, 40퍼센트). 콜리스틴으로 치료하고 3일 후와 7일 후의 결과를 봤더니 세균이 사라진 비율이 66.7퍼센트 대 37.0퍼센트, 44.4퍼센트 대 25.9퍼센트, 숫자가 적어서인지 통계적 유의성을 아슬아슬하게 벗어나긴 했지만 콜리스틴 의존성을 발달시키는 세균의 경우 콜리스틴이 잘 듣지 않는 경우가 많았다.

이상한 점은 원래 콜리스틴에 의존성을 보이는 것들이 원래 내성이었던 다른 종류의 항생제에 대해 감수성을 회복한다는 것이었다. 콜리스틴이 세포막을 공격하는 항생제이니만큼 아마도 세포막에 어떤 변화를 일으켜 다른 항생제가 세균 안으로 더 잘 들어갈 수 있도록 하는 것이 아닌가 예측을 했다. 첫 논문은 그 정도까지 하고 발표했다.

왜 그런지 궁금했다. 다음 연구는 바로 왜 그런지 밝히는 연구여야 했다. 전자현미경과 MALDI-TOF, 단백질 발현 분석을 통해서는 콜리스틴 의존성 균주의 세포막과 세포벽에 변화가 있다는 것을 확인했다.[74] 콜리스틴에 의존성을 보이는 돌연변이들은 세포막에 존재해야 하는 지질다당류(LPS, 아시네토박터의 경우 정확히는 지질올리고당류, LOS 이지만)가 없었던 것이다. 그렇게 되면 그람 음성균은 사멸하는데, lytic transglycosylase라는 효소가 과발현되면서 세균 세포벽을 분해하고 재생산하는 과정을 빨리 돌려 세포벽의 주성분인 펩티도글리칸을 만들고 수선하는 것을 촉진하는 것으로 보였다.[75] 우리는 콜리스틴 의존성 돌연변이가 어떻게 높은 콜리스틴 농도에도 살아남는지 보았지만, 아쉽게도 왜 콜리스틴이 없는 상황에서는 살아남지 못하는지는 밝히지 못했다.

콜리스틴 의존성 돌연변이에 관해서는 호주의 중국 출신 미생물학자 지안 리(Jian Li)의 연구팀이 좀 더 진전된 연구 결과를 발표했다. 그들은 콜리스틴 의존성 돌연변이는 세포막에 인지질 종류인 포스파티딜글리세롤(phosphatidylglycerol) 성분이 많이 존재하는 것을 알아냈고,

콜리스틴과 같은 항생제가 이 포스파티딜글리세롤에 결합해서 세포막을 더 견고하게 만들고 외부의 공격으로부터 방어 능력이 커진다고 제안했다.[76] 당시에는 그들도 콜리스틴이 없으면 왜 자라지 못하는지에 대해서는 뚜렷한 답변을 내지 못했다. 최근에 이에 대한 답변이 나왔다. 아르지닌(arginine) 대사가 세포막의 구성 성분을 바꾸고, 이것이 콜리스틴 의존성에 기여한다는 것을 밝혀낸 것이다.[77]

세균은 매우 다양하다. 그래서 매우 희한한 현상을 보이는 경우가 많다. 내 경험으로는 아시네토박터 바우마니라는 세균이 그런 독특한 특징을 많이 보이고, 콜리스틴이라는 항생제 역시 독특한 특징을 갖는다. 이 둘이 결합했으니 더욱 특이한 현상을 보이는 것이라 여긴다. 이런 특이한 현상은 세균의 놀라운 세계를 보여준다. 그리고 동시에 세균 감염을 치료하는 데 상당한 걸림돌이 된다. 분명 항생제 검사를 통해서는 감수성이라고 판정되어 콜리스틴을 처방하지만, 결국엔 콜리스틴이라는 항생제로는 치료에 실패할 가능성이 높아진다는 얘기니 말이다.

5장

너무 흔해
관심이 시들하지만,
그래서 더욱
위험한 세균

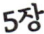

녹농균

Pseudomonas
aeruginosa

안구 적출에, 사망까지 이르게 하다

안구적출→사망사례까지 '공포'

미국에서 특정 제약사의 인공 눈물을 사용했다가
시력을 잃거나 심지어 사망하는 사례가 잇따르고
있다. 미국 식품의약국(FDA)은 항생제 내성균에
오염됐을 가능성이 있다며 지난달 문제의 제품을
회수하고 사용 중단을 통보한 상태다. 21일(현지시간)
미국 질병통제예방센터(CDC)는 지난 14일 기준 16개
주에서 카바페넴 내성 녹농균(VIM-GES-CRPA) 감염
사례 68건을 확인했으며 감염자 중 3명이 사망했다고
밝혔다. 지난달 대비 사망자 2명이 늘었다. 또 감염자
중 8명은 시력을 잃었고 4명은 안구를 적출해야 했다고
CDC는 덧붙였다.

_____ 〈서울경제〉 2023년 3월 24일

인용한 3월의 기사에는 아직 사망자가 3명이었지만, 이후 보도와 논문을 보면 18개 주에서 81명이 녹농균에 감염되었고, 이 중 14명이 시력을 잃었으며, 4명은 안구 적출을 해야 했고, 4명이 사망했다고 전하고 있다. 이들 대부분은 인도의 회사에서 제조하고 에즈리케어(EzriCare)와 델삼파마(Delsam Pharma)가 유통한 인공 눈물을 사용했다. 이 제품은 문제점이 발견되어 2023년 2월에 리콜되었지만, 리콜 이후에도 환자가 계속 발생했다. 미국의 조사관들이 인도 공장에 파견되어 조사한 결과, 제조 과정에서 멸균 조치가 부적절했다는 것을 발견했다. 멸균이 제대로 이뤄지지 않았고, 그래서 인공 눈물에 녹농균이 제거되지 않고 남아 있었다.[78]

인공 눈물 속 녹농균은 눈 앞쪽의 투명한 조직인 각막을 파괴하는 단백질을 분비하여 눈 안쪽으로 침입할 수 있다. 이렇게 감염된 녹농균은 시력을 훼손하고 눈을 멀게 하고, 심지어는 사망에 이르게 할 수도 있었다.

감염을 일으킨 녹농균은 모두 미국에서는 발견되지 않았던 균주로부터 파생된 것으로, 앞서 여러 차례 언급했던 카바페넴이란 항생제에 내성이었다. 아시네토박터 바우마니나 폐렴간균 등에서 봤던 NDM이나 KPC 같은 게 아니라 VIM(Verona integron-mediated metallo-β-lactamase)이라는 카바페넴 분해효소와 GES(Guiana extended-spectrum β-lactamase)라고 하는 베타-락탐 분해효소 유전자를 가지고 있었다. 이 때문에 이 세균에는 세균성 각막염 치료에 표준적으로 사용하는 플루오르퀴놀론이나 아미노글리코사이드, 세팔로스포린과 같은 계열의 항생제에 내성이라 치료가 힘들었다.

다행스럽게도 해당 제품은 우리나라에는 들어오지 않은 것으로 발표되었지만, 이 뉴스는 인공 눈물을 일상적으로 사용하는 많은 사람들이 위협적으로 받아들였을 것으로 여겨진다. 이 충격적인 기사에 등장하는 녹농균은 어떤 세균일까?

녹농균의 학명은 *Pseudomonas aeruginosa*으로 ESKAPE의 다섯 번째 멤버다. 그람 음성균이고, 막대 모양으로 생겼다. 앞 장에서 다룬 아시네토박터 바우마니와 함께 포도당을 발효하지 않는, 이른바 비발효균(nonfermenter)이다. 역시 아포(endospore)를 만들지 않는 점도 아시네토박터 바우마니와 비슷하다.

이 세균의 가장 큰 특징을 꼽으라면, 어디에나 존재한다는 점일 것이다. 흙이며 물이며 장소를 가리지 않고 살아간다. 산소가 있으면 좋지만, 없더라도 질산염만 있으면 살아갈 수 있다. 영양 조건이 까다롭지 않아 굉장히 열악한 환경에서도 생존한다. 심지어 소독액 속에서도 생존한다는 보고가 있을 정도다. 그러니 적당히만 멸균 작업을 수행한 인공 눈물에서 살아남아 감염을 일으켰다.

인체 내에서는 어떨까? 당연히 존재할 수 있다. 물론

모든 사람은 아니고, 보통은 5퍼센트 미만의 건강한 사람의 피부나 점막에서 발견된다. 하지만 병원에 입원한 사람에서는 그 비율이 급상승해서 절반 이상의 환자에게서 발견되기도 한다. 그러다 인공호흡기를 달거나 카테터를 쓰거나, 수술 환자나 화상 환자, 면역 저하 환자에게서 감염을 일으킨다. 이는 병원 내에 워낙 살아갈 수 있는 장소가 많기 때문인데, 음식물, 싱크대, 수도꼭지, 걸레는 물론 호흡보조기, 소독약 등 수많은 곳에서 발견된다. 또한 외부에서 이송된 환자와 방문객에 의해서 옮겨지고, 과일이나 식물, 채소 등을 통해서도 병원에 들어온다. 병원에 근무하는 의사나 간호사, 직원의 손을 거쳐 환자에서 환자로 전달되기도 하고, 오염된 음식물과 물을 섭취했을 때 전파되기도 한다.

그런데도 크게 주목은 받지 못했다. 이 세균이 분리된다는 게 워낙에 일상적인 것으로 받아들여지는 탓이다. 낭포성섬유증(cystic fibrosis) 환자에서 많이 존재하고, 또 곤란한 예후를 나타내는 경우가 많기 때문에 관심을 받지만, 우리나라에는 낭포성섬유증 환자가 거의 없어 이에 해당하지도 않는다.

그렇다면 무시해도 괜찮은 세균일까? 전혀 그렇지 않다. 아시네토박터 바우마니와 똑같이 비발효균으로서 비슷한 점이 많지만, 병독성 측면에서 보자면 아시네토박터 바우마니보다 훨씬 위험한 게 바로 녹농균이다. 다른 그람 음성균의 병독성 인자, 예를 들어 지질다당류, 편모, 섬모 등을 가지고 있으면서 여러 형태의 분비 시스템을 갖추고 있어 ExoU, ExoT, ExoS, ExoY와 같은 세포 독소(cytotoxin)들을 세포 밖으로 배출하여 숙주의 세포 조직을 파괴한다. 그밖에 ETA 같은 외독소, LasA, LasB 등의 엘라스테이스, 알지네이트(alginate), Psl, Pel와 같은 세포 밖 다당류(exopolysaccharide) 이런 것들이 모두 녹농균의 병독성 인자로서 작용한다.[79] 그럼에도 지금과 같이 심드렁하게 반응하게 된 데에는 환자에게서 이 세균이 나오는 게 너무 일상화되었기 때문이다. 사실 이렇게 위험한 세균이 병원 내에서 일상화되었다는 게 가장 큰 위험 요소인 셈이다.

어디에나 존재하고, 어떤 상황에서도 살아남아

◤ **"아껴 쓰려고" 샴푸 통에 물 넣어 쓰다간……**
치명적인 '이 균' 번식 위험

샴푸 통에 물을 넣는 과정에서 화장실 공기 중 녹농균과
같은 여러 세균 입자가 용기로 유입될 수 있다.
녹농균(슈도모나스)은 공기, 물, 토양 등 자연계 어디에나
존재하는 병원성 세균으로, 화장실 공기에도 존재할
가능성이 크다. 샴푸만 들어 있을 때는 샴푸 속 보존제
덕분에 세균들이 문제될 정도로 번식하지 못하지만,
샴푸에 물을 넣으면 보존제가 희석돼 세균이 번식할 수
있다. 게다가 녹농균은 물을 좋아하는 특성이 있어 물을
넣은 샴푸 통은 최적의 번식 환경이 된다.
녹농균은 신체 거의 모든 조직을 통해 감염될 수 있는데,
귀에 녹농균이 번식한 샴푸 물이 들어가면 외이도염이
생길 수 있다. 외이도염은 귀의 입구에서 고막에 이르는

통로인 외이도에 세균감염으로 염증이 생긴 것이다.
피부에 닿으면 발진, 가려움을 유발할 수 있다. 심하면
모낭염까지 생길 수도 있다.

———— 〈헬스조선〉 2024년 6월 16일

어디에나 존재하고, 어떤 상황에서도 살아남는 듯한
세균 *Pseudomonas aeruginosa*, 즉 녹농균을 한자로 쓰
면 '綠膿菌'이다. 이것으로도 이 세균의 인상적인 특징을
알 수 있다. 이 세균에 감염되면 감염 부위에 녹색의 농즙
이 생기는데(즉, 녹농(綠膿)이다), 이 농즙에는 이 세균이 만들
어내는 푸른 빛깔의 형광성 색소인 피오시아닌(pyocyanin)
과 녹색을 띠는 시드로포어, 즉 철결합체인 피오베르딘
(pyoverdin)이 포함되어 있다.*

그럼 학명은 무슨 의미를 지닌 것일까? *Pseudomonas*
라는 속명을 지은 이는 독일의 식물학자 월터 미굴라
(Walter Migula)다. 1894년이니까 한창 새로운 세균들이
발견되고, 이름이 지어지던 시기다. 그리스어에서 유래
한 'Pseudo-'는 '가짜'라는 의미로 많은 용어에 쓰인다.

---

* 미굴라가 명명하기 전, 1882년 처음 이 세균을 순수분리했을 때
의 명칭은 *Bacillus pyocyaneus*였다. 'cyan'이 푸른색을 의미하는
것이니, 이 세균에 대한 첫인상은 충분히 짐작할 만하다. 참고로,
'cyan'이 쓰이는 예를 들면, 남세균(Cyanobacteria), 청산가리(시안화
물, cyanide) 같은 것이 있다. 모두 색깔이 파란색 혹은 푸른색이다.

'-monas' 역시 그리스어에서 유래하는데 '단위'를 의미한다. 이 모나스는 독일의 철학자 라이프니츠가 주장한 '모나드(Monad)'론*과 같은 유래를 갖는다. 그런데 미굴라가 이 세균에 이름을 붙일 때 쓴 'monas'는 그런 철학적 의미를 갖는 게 아니었다. *Monas*라는 식물성 편모충이 있는데, 이것과 비슷한 것 같아서 붙인 이름이 바로 *Pseudomonas*였던 것이다.[80] 물론 기원도 다르고, 분류 위치도 아주아주 멀고, 사실 모양도 매우 다르다.

*Pseudomonas*라는 속명이 세균에 대해서 별 특별한 걸 알려주지 않는 반면, *aeruginosa*라고 하는 종소명은 다르다. 영어로 'aerugo'는 라틴어 aerūgō에서 온 단어로 금속, 특히 구리의 녹을 의미한다.[81] 상기시키자면 구리의 녹은 녹색이다. 그런데 이에 대해서 또 다른 견해도 있다. *aeruginosa*의 'ae'가 '오래된' 또는 '늙은'을 뜻하는 그리스어 접두사에서 온 것이고, 여기에 '주름진', '울퉁불퉁한'을 의미하는 접미사 ruginosa가 합쳐졌다는 것이다. 아무래도 세균에 대해 적절하게 언급하는 것은 앞의 견해 같아 보인다.

여기서 '녹색'은 물론 이 세균의 외양을 봤을 때의 성질이지만, 그 이면에는 이 세균의 특성, 특히 병원성과 관

---

* 라이프니츠의 모나드 이론에서 모나드란 역시 모나스(monas)에서 온 것으로, 독립적이고 개별적인 정신적인 실체를 의미한다.

련한 중요한 특성을 알려준다.

앞에서 피오베르딘이 시드로포어(siderophore)라고 했다. 시드로포어에 대해서는 3장 폐렴간균에 대해 이야기할 때 언급했지만, 인체와 세균은 모두 생존을 위해서 철 이온이 필요하다. 철은 인체나 세균이나 모두 부족한 성분이기 때문에 둘의 철 이온 쟁탈전은 치열하다. 따라서 외부로 분비하여 철 이온을 결합한 후 세포 안으로 끌고 들어가는 시드로포어의 존재는 병독성의 중요한 요소이다(물론 사람도 철 이온을 확보하기 위해서 락토페린이나 트랜스페린, 페리틴 같은 시드로포어를 만든다).

피오시아닌은 더욱 심각한 병독성 요소다. 이 물질은 활성 산소를 만드는 물질인데, 활성 산소는 인체 내에서 조직을 파괴하는 대표적인 분자다.[82] *Pseudomonas* 속에 속하는 세균 중에서 녹농균(*P. aeruginosa*)만이 이 물질을 만들어낸다. 그래서 이 물질 생성 여부를 통해 녹농균의 동정에 이용하기도 한다. 환원 상태에서는 색을 나타내지 않지만 산화되었을 때 푸른색을 띠게 된다. 하지만 pH4.9 이하의 산성 용액에서는 2가 환원 상태로 붉은색을 띠기도 한다. 미토콘드리아가 피오시아닌의 산화 환원 상태를 조절하면서 이 물질의 순환에 중요한 역할을 한다. 바로 이런 산화-환원 활성의 특성 때문에 활성 산소를 만들어내게 된다. 활성 산소를 만들어 인체 조직을 파괴하기도 하지만, 워낙 파괴력이 커 녹농균과 경쟁 상태에 있는 그람 양성균에 대해 항균

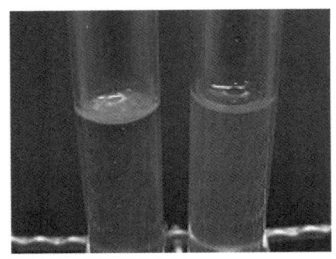

피오시아닌을 생성하는 녹농균(왼쪽, 표면에 띠같이 보이는 것이 녹색으로 피오시아닌이다).

활성을 나타내 생장을 억제하기도 할 정도다.

녹농균과 관련해서 꼭 언급해야 하는 것이, 우리말로는 '정족수 인식'이라고도 하는 '쿼럼 센싱(Quorum sensing)'이다.[83] 쿼럼 센싱이란 하와이짧은꼬리오징어(Hawaiian bobtail squid, *Euprymna scolopes*)에 사는 알리비브리오 피셔리(*Alivibrio fischri*)에서 처음 밝혀진 현상으로 세균 사이의 의사 소통을 의미한다.[84] 세균들끼리 주변에 자기와 같은 종류의 세균이 얼마나 있는지를 알아차려 어느 정도에 다다르면(즉, 정족수를 인식하면) 더 이상 분열과 증식을 멈추거나 혹은 다른 현상을 나타내는 것이다. 즉, 세균밀도-의존성(cell density-dependent) 유전자 발현 조절 메커니즘인 셈인데, 특정 저분자 신호물질(자가유도물질(autoinducer)이라고 한다)이 세균의 밀도와 비례해서 쌓여 특정 농도 이상이 되면 이 물질이 세균 내로 들어와 유전자 발현을 조절하게 된다.

쿼럼 센싱에 사용되는 자가유도물질은 세균마다 서로 다르다. 이것들을 구분해보면, 그람 음성균의 경우에는 N-acyl-homoserine lactone(AHL) 계열의 화합물이 자가유도물질로 이용된다. 이 물질은 호모세린 락톤(homoserine lactone)이라는 공통된 구조에 다양한 길이의 아실 사슬(acyl chain)로 이루어져 있다. 그람 양성균은 대체로 주로 올리고펩타이드(oligopeptide)와 같이 펩타이드 계통의 저분자물질을 자가유도물질로 이용하는데, 그람 음성균의 AHL과는 달리 자체로는 세포막을 통과할 수 없어 특정 수송단백질이 필요하다.[85]

쿼럼 센싱을 통해서 세균들은 많은 현상을 조절한다. 하와이짧은꼬리오징어에서 맨 처음 밝혀진 것처럼 생물발광을 조절하는데, 이는 세균과 다른 생물체 사이의 공생과 관련이 있다. 또한 병독성, 생물막의 형성, DNA 수용 능력(competence), 운동 능력, 항생물질의 생산 등 유전자의 발현 조절을 통해 다양한 생리 현상을 조절한다. 이와 관련해서 가장 많이 알려진 세균 중 하나가 바로 녹농균이다.

녹농균은 다섯 개의 서로 연결된 쿼럼 센싱 시스템을 사용한다. *las, rhl, pqs, iqs, pch*라고 하는 것으로, 이들은 각각 고유한 신호물질을 사용한다. 이 시스템은 서로 역할이 나눠져 있으면서 조절 방식이 계층적이다. 가장 상위에는 *las* 시스템이 있는데, 이 *las* 조절자가 *rhl*과 같은 다른 시스템의 조절자의 전사를 활성화하면서 쿼럼 센싱 조절 시스템이 시작되기 때문이다.[86]

이와 같은 방식으로 녹농균은 단백질 분해효소(protease), 엘라스테이스(elastase), 과산화 수소 분해효소(catalase), 람노리피드(rhamnolipid), 렉틴(lectin), 시안화 수소

(hydrogen cyanide)와 같은 물질의 생성과 분비에 관련한 유전자가 쿼럼 센싱에 의해 조절받는 것으로 밝혀졌다. 앞서 얘기한 시드로포어, 외독소 A의 생성, 분비 역시 마찬가지이며 생물막 형성과 같은 현상 역시 쿼럼 센싱이 중요한 역할을 한다. 그렇게 봤을 때 전체 유전자의 약 10퍼센트가 직간접적으로 쿼럼 센싱의 조절을 받는 것이다.[87]

따라서 녹농균을 비롯한 많은 세균에서 쿼럼 센싱 조절을 통해 다양한 응용을 시도하는 연구가 잇따르고 있다. 이를테면, 감염과 관련해서 쿼럼 센싱을 무력화함으로써 생물막 형성을 억제하여 치료를 시도한다든가, 또는 이를 활성화하여 산업적으로 유용한 물질을 생산하도록 한다든가하는 것이다.

지속성 세균(Persister)

세균과 항생제의 관계를 연구하다 보면 희한한 현상을 볼 때가 적지 않다. 아시네토박터 바우마니에 관한 장에서 얘기한 '콜리스틴 의존성'도 그중 하나였다. 그건 아시네토박터 바우마니라는 세균과 콜리스틴이라는 항생제 사이에서만(아시네토박터 속에 속하는 다른 세균에서도 나타나지만) 발견되는 현상이지만, 이번에 이야기할 내용은 상당히 보편적인 현상이다. 바로 '지속성'이라는 현상이다.

사실, 이 '지속성'이라는 용어는 아직 확립되지 않은 우리말 용어다. 영어로는 persistence라고 하고, 세균에 대해서는 persister라고 하는데, resistance를 '내성'이나, '저항성'이라고 하는 것과는 달리 번역어가 분명하게 확립되어 있지 않다. 그래도 의미상 지속성이라는 게 꽤 타당하기에 쓰고 있고, 또 이 용어를 쓰는 연구자들도 늘고 있는 것 같아 여기서도 이 용어를 쓰려고 한다.

항생제를 사용했을 때 내성 세균이 아닌데도 완벽하게 사멸되지 않는 경우가 있다. 여러 이유가 있는데, 대표적인 것인 이형내성(heteroresistance)이다. 전체적으로는 감수성 세균인데(항생제 감수성 테스트를 해보면 분명 감수성으로 나온다), 전체 집단 가운데 10^{-6}~10^{-7}의 비율로 (그러니까 백만 분의 일, 천만 분의 일) 내성인 개체가 섞여 있는 경우다. 이런 경우 항생제를 처리하면 처음에는 세균이 사멸하는 것 같지만, 나중에는 내성인 개체만 살아남아 (다음 장의 그림에서도 보듯이) 증식한다. 이렇게 살아남은 세균을 조사해보면, 당연히 항생제 내성이다. 그리고 이 세균을 다시 배양하면 내성 세균만 남는다(최근 모든 경우에 그렇지만은 않다는 현상을 우리 연구실에서 발견하긴 했지만). 꽤 보편적인 현상으로 임상에서도 이것의 문제점을 잘 인식하고 있기도 하다.[88]

또 다른 현상이 지속성이다. 이 경우에도 항생제 감수성 테스트를 했을 때 감수성으로 나타나고, 항생제를 처리했을 때 전부 사멸하지 않는 것은 이형내성과 비슷하다. 하지만 이형내성과는 달리 (역시 그림에서 보듯이) 개체 수가 늘지 않는다. 그래서 이상성 사멸 곡선(biphasic killing curve)을 나타낸다. 그리고 항생제를 처리한 후 그리고 이렇게 살아남은 세균을 항생제가 없는 조건에서 배양해서 테스트하면 여전히 항생제 감수성을 나타낸다. 이게 어찌된 일일까? 여러 이론이 있고, 구체적인 메커니즘을 밝혀내 왔고, 지금도 연구하는 이들이 많다. 이를 가장 간단하게 설

명하면, 세균 집단 중 일부가 휴면 상태에 있다는 것이다.[89]

휴면 상태? 그렇다면 아무것도 하지 않고 있다는 얘기인데, 그렇다면 항생제가 세균을 더 잘 죽일 수 있지 않을까? 그렇게 생각할 수 있지만 사정은 좀 다르다. 항생제가 작용하는 메커니즘을 보면, 항생제는 활발하게 대사활동을 하는 세균을 목표로 작동한다. 세포벽을 공격한다고 했을 때도, 그냥 이미 만들어진 세포벽을 허물어뜨리는 것보다 세포벽이 만들어지는 과정을 방해하고, 단백질을 만드는 과정, DNA를 복제하거나 전사하는 과정 등이 제대로 이루어지지 못하게 해서 세균이 더 이상 증식하지 못하게 하거나 죽이는 것이다. 그러니까 세균이 아무것도 하지 않고 가만히 있으면 항생제는 정작 그런 세균에 작용할 수 없는 경우가 많다. 바로 이렇게 해서 살아남는 세균이 바로 지속성균(persister)이다.

지속성균은 어쨌든 항생제로 되지 않는다는 점에서 문제가 있다. 항생제로 감염을 치료하면 마치 다 치료된 것처럼 보이는데, 그래서 항생제를 더 이상 쓰지 않으면 다시 증식하는 것이다. 이런 현상 역시 항생제를 발견하고 사용하기 시작하고 나서 초창기부터 알려진 현상이지만, 특히 최근 들어 관련 연구가 활발해졌다.

우리 연구실에서도 이와 관련 연구를 해오고 있다. 주로 아시네토박터 바우마니를 대상으로 연구를 해왔고, 녹농균을 대상으로도 했다. 정은선 박사와 백미숙이 각각 박

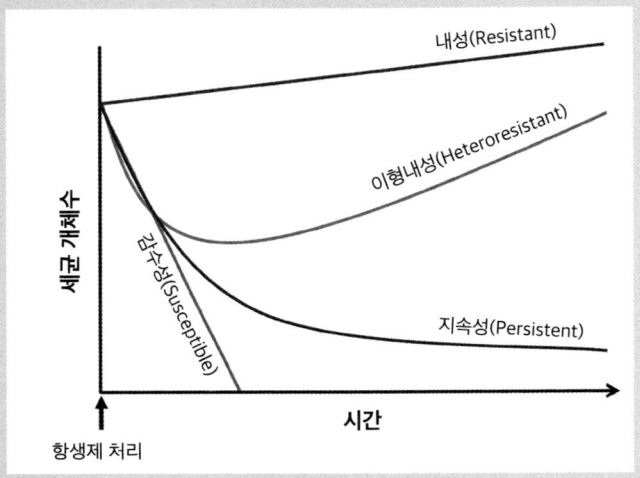

내성(Resistant)

이형내성(Heteroresistant)

세균 개체수

감수성(Susceptible)

지속성(Persistent)

시간

항생제 처리

항생제를 처리한 후 세균의 항생제에 대한 특성에 따른 생존 곡선.

사과정과 석사과정 중에 한 연구다. 녹농균과 아시네토박터 바우마니에 대한 연구가 거의 비슷하게 이뤄졌고, 결과도 거의 유사하기에 여기에서 함께 이야기하기로 한다.

첫 번째로 우리가 발견한 것은 세균마다 지속성균의 비율이 다르다는 것이었다. 아시네토박터 바우마니나 녹농균에서도 다 그랬다.[90] 그리고 지속성균을 만들지 않는 세균은 항생제 치료 효과가 좋았다는 것도 알아냈다. 실제로 지속성과 항생제 치료 결과 사이에 연관성이 있다는 얘기였다.

두 번째로는 항생제별로도 다르다는 것이었다.[91] 그러니까 한 항생제에 대해서는 지속성균을 거의 만들지 않지만, 다른 항생제에 대해서는 지속성균이 많이 나오는 것이다. 한 항생제에 대해 지속성의 특성을 가지는 개체가 모든 항생제에 대해서 그런 것은 아니었다.

그렇다면, 세 번째로 지속성균을 없애려면 어떻게 할까? 항생제를 섞는 것이었다. 조합한 항생제별로 효과가 달랐다. 아시네토박터 바우마니에서는 콜리스틴과 아미카신이라는 항생제를 조합했을 때 가장 효과가 좋아 지속성균이 완전히 사멸했다.[92] 녹농균에서는 콜리스틴과 시프로플록삭신의 조합이 효과가 더 좋았다.[93] 콜리스틴이 핵심적인 것으로 보였다. 콜리스틴은 세포막에 작용하는데, 다른 항생제와는 달리 세균의 대사 활동이 활발해야만 작용하는 것이 아니라 이미 존재하는 세포막을 뚫고 작용하는 특성을 갖는다. 이게 단독으로 사용할 때는 지속성의 특성을 보이지만(지속성의 메커니즘에도, 사실 여러 가지가 있으니까), 다른 항생제와 함께 사용하면 이 항생제의 작용 특성 때문에 세포막에 균열이 생기면서 이를 회복하기 위해서는 대사 활동을 해야만 해서 다른 항생제가 작용할 여지가 생기는 것으로 추측하고 있다.

그러면 다 해결된 게 아닌가? 그렇게 되면 좋겠지만 그렇진 않다. 우리의 연구는 시험관 내, 즉 *in vitro* 연구에 그쳤다. *In vitro* 연구에서 효과를 확인하면, 보다 진전된 제안을 하기 위해선 생쥐를 이용하든 다른 동물을 이용하든, 아니면 세포를 이용하든 생체 내, 즉 *in vivo* 실험을 해야 한다. 그런데 지속성균의 경우는 *in vivo* 연구가 매우 힘들다. 동물 세포, 혹은 동물 내에서 아무 활동도 하지 않고 숨죽여 있는 세균을 확인하는 것이 쉽지 않다. 그것을 확보한다고 분리해서 배양하는 순간, 이미 그건 지속성균이 아니기 때문에 그렇다. 그러니 항생제 치료에도 생체 내에서 살아남아 있는 세균이 지속성균인지 확인하기가 어렵다는 얘기다.

그런 모순적인 특성 때문에 생체 내 연구가 쉽지 않고, 그래서 지속성에 대한 연구는 거의 메커니즘 연구에 집중되고 있는 실정이다. 그런 이유로 이런 특성이 진짜로 얼마나 중요한지도 추측과 주장에 불과한 상황이다. 그렇지만 분명한 것은 이런 현상이 존재하고, 또한 원리상 항생제 치료에 상당한 문제를 일으킬 수 있다는 것이다. 분명 항생제 감수성 검사를 하면 감수성을 나타내지만 실제 항생제 치료가 되지 않는 경우가 상당히 많다. 거기에는 다양한 이유가 있을 수 있다. 치료를 받는 사람의 특성에 따라서도 그런 치료 실패가 올 수 있지만, 세균에서 문제를 찾자면 지속성은 중요한 후보 중의 하나가 될 수밖에 없다.

6장

의아하지만
인정은 해야 하는
세균

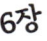

엔테로박터
Enterobacter sp.

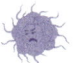

국제 우주 정거장에서 발견된 세균

⬛ **우주 정거장 박테리아 돌연변이……**

항생제에도 죽지 않았다

인도 마드라스공대와 미 항공우주국(나사) 제트추진연구
소 연구진이 우주 정거장에 있는 박테리아를 관찰한
결과, 지구에 있는 동종의 박테리아와 전혀 다른 형태의
돌연변이가 일어난 것을 발견해 국제학술지 〈마이크로
바이옴(Microbiome)〉에 발표했다. 연구진은 지구와는
전혀 다른 환경에 장기간 노출되면서 지구에 없는 구조
로 변형된 것으로 추정했다. (중략) 연구진은 이 가운데
사람의 위장관에서 주로 발견되는 병원성 박테리아
'엔테로박터 부간덴시스'(*Enterobacter bugandensis*)를 대상
으로 삼아 분석했다. 이 박테리아는 생후 90일 미만 아기
한테서 발견되는 신생아 패혈증의 원인균이기도 하다.

_____ 〈한겨레〉 2024년 4월 29일

ESKAPE의 마지막은 엔테로박터(*Enterobacter* sp.)라는 세균이 차지한다. 그런데 이 세균이 ESKAPE의 일원이라는 점에 의구심을 갖는 이들이 참 많다. 처음에 이 약자를 접했을 때 적지 않은 연구자들이 마지막의 'E'는 *Escherichia coli*, 즉 대장균이라고 지레짐작하기도 했다. 그런데 엔테로박터라고? 나 또한 그랬다. 물론 중요한 병원균 중 하나이긴 하지만 앞의 다른 다섯 세균에 비해서 지명도가 너무 떨어졌다. 혹시 이 명단을 정할 때 연구 그룹 중에 이 세균을 연구하는 사람이 강력하게 주장했나? 아니면, 이 명단에 관한 논문을 쓴 라이스라는 분이 있는 병원에서 이 세균이 극성을 부렸나, 아니면 이 세균에 대해 어떤 경험이 있나, 이런 생각들을 하기도 했다. 그러나 예견을 잘한 것인지 아니면 들여다보려고 작정을 했기 때문에 그런 것인지, 결론적으로 엔테로박터라는 세균의 중요성은 조금씩 증가하고 있다.[94]

　　그런데 애초에 라이스의 ESKAPE 관련 첫 논문에도 이 세균만큼은 종까지 정하지 않고, 그저 *Enterobacter sp.*라고 하여 이 속에 속하는 여러 종을 포함했다. 어디까지 이 범주에 넣어야 할지 애매하다. 대체로 엔테로박터 클로아케 그룹(*Enterobacter cloacae* complex, ECC)을 의미하지만[95] 애매한 측면이 있다. 많은 연구자와 의사 들이 엔테로박터 속이라고 하면 떠올리는 것이 엔테로박터 클로아케 말고도 엔테로박터 아에로제네스(*Enterobacter aerogenes*)나 엔테로박터 사카자키(*Enterobacter sakazakii*)라는 종도 있기 때문이다.

이게 왜 애매하냐면, 이 두 세균은 임상적으로나 보건학적으로 문제가 되는 세균이긴 하지만 이제는 엔테로박터가 아니기 때문이다. 분류학적 지식이 쌓이면서, 이 세균들은 다른 속으로 옮겨갔다. 엔테로박터 아에로제네스는 2017년에 클렙시엘라(*Klebsiella*) 속으로 재분류되어 클렙시엘라 아에로제네스(*Klebsiella aerogenes*)가 되었고[96], 엔테로박터 사카자키는 2007년에 크로노박터 사카자키(*Cronobacter sakazakii*)로 새로운 이름을 얻었다.[97]

이 밖에도 지금은 판토티아 아글로메란스(*Pantotea agglomerans*)라는 세균도 과거에는 엔토로박터 속에 속해 있었다. 말하자면 족보가 꽤 어지러운 세균 종류인 셈이다. 세균의 분류가 그렇게 간단한 일만은 아니라는 것, 지금도 새로운 세균을 찾는 것 말고도 세균들의 관계에 대한 연구가 활발하다는 것을 보여주는 단적인 예라고 할 수 있다. 나도 다른 연구자들과 의사들이 인식하는 대로 엔테로박터의 범위를 좀 넓혀서 다루려고 한다.

엔테로박터라는 세균을 설명하자면 매우 단조롭다. 다른 것들과는 구분되는 특별한 특징이 잘 보이지 않기 때문이다. 장내세균으로 그람 음성균이라는 점이나, 산소가 적은 환경에서도 살아갈 수 있다는 점, 막대 모양, 아포를 만들지 않는다는 점 등은 이 세균이 어떤 것인지 설명하는 데는 필요하지만 다른 세균과 뚜렷하게 구분하는 데는 그다지 의미가 없어 보인다. 토양이나 하수구를 포함하는 물, 대변, 장 등 다양한 환경에서 살아가고, 면역력이 떨어진 사람에게 질병을 일으키는 기회주의적 감염(특히 요로 감염이나 호흡기 감염)을 일으킨다는 점에서도 획기적인 뭔가가 없다. 다만 한 가지 약간 특이한 점이 있다면 대장균 같은 세균들은 체온을 넘어서는 온도에서도 살아갈 수 있는 반면, 엔테로박터는 살아가는 온도 범위가 좀 좁아서 40℃가 넘어가면 살지 못한다. 다만 밑으로는 20℃ 정도까지는 버틴다.[98]

그런데 이 녀석에게는 다른 장내세균인 클렙시엘라와 유사한 특징이 있다. 바로 배양했을 때 끈적거리는 (mucoid) 콜로니를 만들어낸다는 점이다. 그런데 클렙시엘라와는 달리 운동성을 갖는다. 과거에 클렙시엘라 아에로제네스를 엔테로박터 속에 넣었던 이유가 바로 이 종이 운동성을 갖기 때문인 것으로 보인다.

이 장 첫머리에 세균이 우주 정거장에서는 지구에서와는 다른 형태의 돌연변이를 일으킨다는 연구를 소개했는데, 우주 정거장에서 발견된 세균이 엔테로박터 부간덴시스(*Enterobacter bugandensis*)였다.[99] 이 세균은 현재 엔테로박터라고 하면 흔히 떠올리는 엔테로박터 클로아케 그룹의 한 종류이다. 엔테로박터 클로아케 그룹에는 현재 10개의 종이 포함되는 것으로 본다. 이 중에서 엔테로박터 부간덴시스는 최근에야(2016년) 새로운 종으로 기술된 종이다.[100] 처음에는 신생아의 혈액에서 나온, 즉 기사대로 신생아 패혈증을 일으킨 세균으로 보고되었다. 우리나라에서도 발견되지만 그렇게 흔한 세균은 아니다(우리나라에서 발견되는 엔테로박터 클로아케 그룹의 세균에 관해서는 뒤의 '나의 연구'에서 좀 더 다루도록 하겠다).

연구자들은 국제 우주 정거장(ISS)에서 2년간의 미생물 추적 임무를 수행한 끝에 13개의 다제 내성 엔테로박터 부간덴시스를 분리해냈다. 비교를 위해 지구상에서 분리된 균주들을 포함해서 유전체 분석을 시도했는데, 둘 사이에 뚜렷한 차이가 나타난 것이다. 특히 기능적인 적응과 항생제 내성과 관련한 유전자의 경우 전혀 다른 유전자 변이 궤적을 보인 것이다. 연구자들은 매우 적은 중력과 높은 이산화탄소 농도, 태양으로부터 복사량 증가 등이 이러한 세균의 유전체 진화가 다른 경로로 일어나도록 한 것으로 보았고, 이는 우주 비행사의 건강 등에도 영향을 미칠 것으로 판단했다.

궁금한 것은 이 세균이 어떻게 국제 우주 정거장에 살게 된 것인지(분명 지구에서 유래한 것일 텐데), 이 세균의 병원성은 우주인의 건강에 어떤 영향을 끼치는 것인지, 그리고 이런 예를 본다면 앞으로 우주를, 혹은 우주로 쏘아 올린 발사체를 지구의 미생물이 잔뜩 오염시키게 되는 것은 아닌지 등등과 같은 것인데, 사실 궁금한 것보다는 우려스럽다.

그럼 이 엔테로박터라는 세균은 무엇이 문제일까? 역

시 항생제 내성이다.

AmpC라는 효소가 있다.[101] 베타-락탐 분해효소 중 하나로 대장균에서 페니실린을 공격해서 분해하는 효소로 맨 먼저 알려진 효소가 바로 AmpC다. 페니실린이라는 항생제가 처음 환자에게 사용되고 얼마 지나지 않은 1940년의 일이었다. 물론 그때는 이런 이름이 아니었다. 이 최초의 항생제 내성을 밝힌 논문을 쓴 이들은 에드워드 에이브러햄(Edward Abraham)과 언스트 체인(Ernst Chain)이었는데, 이들은 페니실린을 약으로 개발하는 데 결정적인 역할을 한 옥스퍼드 대학 연구팀의 일원이었고, 특히 체인은 알렉산더 플레밍, 하워드 플로리(Howard Florey)와 함께 1945년 노벨 생리의학상을 받았다.[102]

엔테로박터는 AmpC라는 효소를 가지고 있어 원래부터 암피실린(ampicillin)이란 항생제에 내성이고 1세대, 2세대 세팔로스포린 계열의 항생제에도 모두 내성이다. 거기에 최근에는 3세대 세팔로스포린 항생제에도 내성이 증가하고 있다. 세팔로스포린이라는 항생제는 임상에서 가장 많이 쓰는 항생제인데, 세균에 대한 동정이 이뤄지기 전에 선제적으로 세팔로스포린이라는 항생제를 처방하는 경우가 많다. 더군다나 큰 병원이 아닌 경우에는 감염 세균을 확인하지 않고 처방하는 경우가 많은데 이 경우 엔테로박터라는 세균에 감염되었다면 치료에 문제가 생길 수 있다는 얘기다.

다만 플루오로퀴놀론이나 카바페넴 계열의 항생제에 대해서는 거의 감수성을 보이기 때문에 제대로 동정만 하고, 제대로 항생제를 쓴다면 큰 문제가 없다. 하지만 뒤에 얘기하겠지만, 우리나라에서도 앞서 폐렴간균에 관한 장에서 다룬 KPC와 같은 카바페넴 분해효소를 만들어내는 엔테로박터가 나오기 시작했다.[103] 항생제 내성은 언제나 긴장을 늦출 수가 없는 것이다.

신생아의 건강을 노린다

▐ 경기도 대학병원 신생아 사카자키균 감염⋯⋯
식약처, 조제분유는 이상 없어

식품의약품안전처는 최근 경기도 내 대학병원에서
발생한 신생아(미숙아)의 사카자키균 감염과 관련해 해당
신생아가 섭취한 것과 동일한 유통기한 제품 3건을
수거·검사한 결과, 엔테로박터 사카자키균은 검출되지
않았다고 밝혔다. 또 해당 공장의 같은 생산라인에서
만들어진 조제분유 5건을 수거·검사한 결과에서도
엔테로박터 사카자키균은 검출되지 않았다고 덧붙였다.
_____ 〈쿠키뉴스〉 2015년 12월 11일

먼저 위의 기사에는 엔테로박터 사카자키라고 했지
만, 현재 정확한 명칭으로는 크로노박터 사카자키인 세균
에 대해서 이야기해 보려고 한다. 이 세균은 그냥 '사카자

키균'이란 이름으로 종종 매스컴을 탄다. 바로 분유를 오염시키는 주범이기 때문이다. 프랑스 수입 분유에서 사카자키균이 검출되었다거나 우리나라의 유명 분유업체에서 검출되었다거나 하는 뉴스가 최근 몇 년 사이에도 나오곤 했다. 분유가 오염되면 피해를 입는 것은 말도 못하는 어린 아기이기 때문에 더욱 심각하게 받아들여진다.

사카자키균이 처음 분리된 것도 1950년 건조된 우유통에서였다. 그때는 어떤 세균인지 특정되지 않았었고, 1970년대 후반에야 사카자키균으로 확인되었다. 이후 1953년에 사람의 임상 검체에서 동일한 세균이 분리되었는데, 이것 역시 1980년에야 사카자키균으로 동정되었다. 이 세균이 실제 질병을 일으킨다고 기록된 것은 1958년이다. 영국의 오스터힐스 병원에서 2명의 신생아가 수막염에 걸렸는데, 당시에는 "색소성 장내 세균(pigmented coliform bacterium)"이라고 기술되었다. 이후에도 계속 분리되던 이 세균에 정식 학명(*Enterobacter sakazakii*)이 부여된 것은 1980년이었다.[104] 오랫동안 사카자키균을 연구해온 미국의 존 파머(John J. Farmer III)가 발표한 논문에서였다. 하지만 이 이름은 이미 1977년부터 사용되어 왔는데, 존 파머가 공식적으로 발표한 것이라고 할 수 있다. 사카자키라는 종소명은 일본의 세균학자 사카자키 리치(検索履歴, Riichi Sakazaki)를 기려 붙여진 것이었다.[105] 그렇게 오랫동안 엔테로박터 속의 종으로 취급되다 2008년에 와서 다른 몇

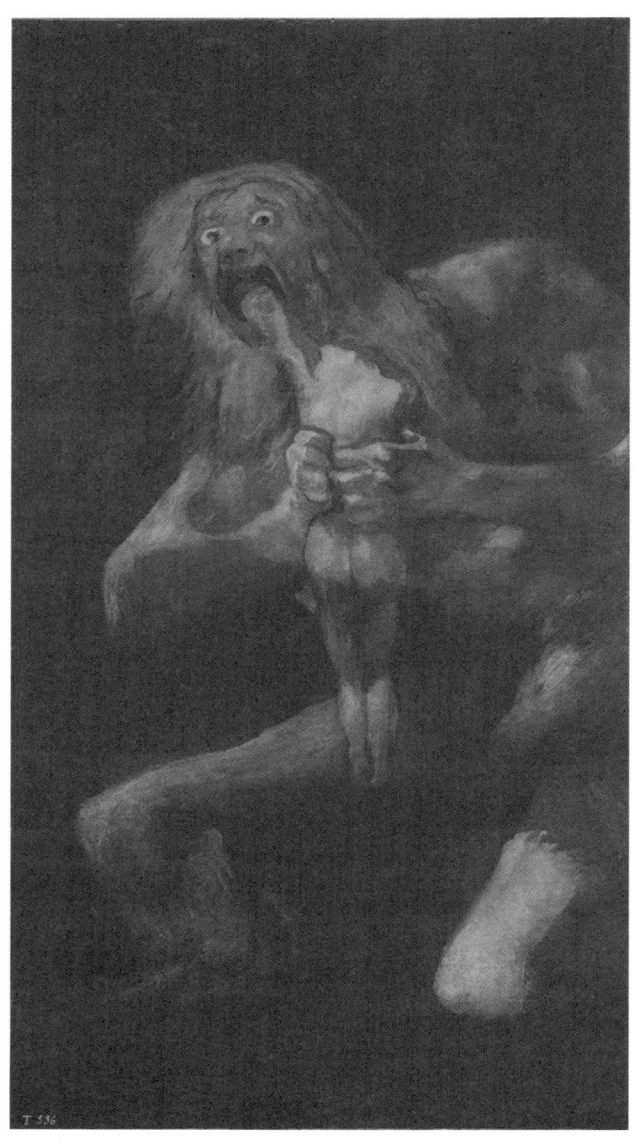

〈자식을 잡아먹는 크로노스〉(프란시스코 고야).

개의 종과 함께 새로운 속 크로노박터로 분리되었다. 오랫동안 엔테로박터 사카자키로 불려왔던 만큼 지금도 관성적으로 여전히 그렇게 쓰는 경우가 많다.

그럼 이 세균의 속명 크로노박터는 무엇을 의미하는 걸까? 그리스 신화에 익숙한 사람이라면 눈치챘을까? 그렇다. 바로 크로노스(Cronos), 제우스의 아버지다. 어떻게 이 이름을 떠올렸는지도 짐작이 간다. 어머니 가이아의 도움을 받아 아버지 우라노스를 몰아내고 신들의 왕이 된 크로노스는 자리를 지키기 위해 자식이 태어나자마자 바로 삼켜버렸다. 그러나 막내인 제우스는 살아남아 크로노스를 물리치고 대신 신들의 왕이 된다. 이 신화에서 아이들을 잡아먹는 신 크로노스처럼 이 세균이 아이들에게 심각한 피해를 준다고 여긴 것이다.

분유 오염이 인상적이긴 하지만 사카자키균은 여러 식품을 오염시킨다. 물이나 채소류, 치즈, 발효시킨 빵, 두부, 육류, 소시지 등 다양한 식품을 오염시킨다. 벼에서도 검출될 정도로 광범위하게 존재한다.[106] 대신 동물과 사람에서는 정상적인 장내 서식 세균이 아니다. 바로 그렇기 때문에 오염된 식품을 먹었을 때 문제가 될 수 있는 것이다.

그런데 왜 특히 분유에서 문제가 될까? 그건 사카자키균이 두 종류 이상의 당으로 이루어진 이질다당류로 된 캡슐을 만들기 때문인 것으로 보인다. 이러한 캡슐로 인해 사카자키균은 건조나 삼투압에 강한 특성을 가져서 건조한 환경에서 오랫동안 살아남을 수 있다.[107] 또한 분유통 표면에 붙어 막을 형성하여 살균제에 대해서도 저항성을 나타낸다. 앞서도 얘기했듯이, 특히 신생아에게 피해를 입히는 세균인 만큼 충격이 더 크다. 하는 수 없다. 더 철저히 생산 공정을 관리해서 세균에 오염되는 일이 없도록 하는 수밖에는 말이다.

우리나라의 엔테로박터

엔테로박터라고 하면 그래도 중심은 엔테로박터 클로아케 그룹(*Enterobacter cloacae* complex, ECC)이다. 병원에서 엔테로박터라는 이름으로 분리되는 세균을 보면, 엔테로박터 클로아케와 엔테로박터 아에로제네스가 대부분이다. 그런데 앞에서 얘기했듯이 엔테로박터 아에로제네스는 클렙시엘라 아에로제네스로 옮겨져 있다.

그냥 엔테로박터 클로아케라고 하지 않고, 'complex'라고 하는 것을 보면 알 수 있듯이, 여기에는 하나의 종이 아니라 여러 종이 포함되어 있다. 앞에서 국제 우주 정거장에서 발견된 엔테로박터 부가덴시스를 포함해서 모두 10개의 종이 포함되어 있고, 어떤 종에는 아종(subspecies)이 있다.

말석이긴 하지만, 그래도 명색이 ESKAPE의 일원인데도 다른 세균들에 비해서 관심도가 떨어져서 외국은 물론 우리나라에서도 관련 논문이 적은 편이다. 우리나라에 선 ECC의 어떤 종들이 나오는지, 그것들의 특징은 어떤지에 대한 논문이 거의 없어서 알아보기로 했다. 실험실에서 첫 외국인 학생으로 석사과정을 밟던 몽골 출신 미치드마랄이 수행한 연구다.[108]

우선 균주를 모았다. 2012년부터 2021년까지 국내 8개 병원에서 나온 ECC 183 균주를 확보했다. 대부분은 혈액에서 분리된 것으로, 이는 감염과 관련이 있다는 의미다. 병원의 미생물검사실에서 분리될 때는 그냥 엔테로박터나 ECC로만 동정이 되는 상황이라 종을 구분해야 했다. 이를 위해서 *hsp60* 유전자 염기서열을 이용했다. 유전자형을 비교하기 위한 multilocus sequencing typing, 즉 MLST 분석을 했고, 항생제 감수성 테스트, 병독성을 비교하기 위해서는 사람의 혈청(serum)에 대한 생존률과 꿀벌부채명나방(*Galleria mellonella*)의 애벌레에 감염시킨 후 애벌레의 생존률을 조사했다.

ECC에 속하는 10개 종 가운데 엔테로박터 니미프레슈랄리스(*Enterobacter nimipressuralis*)를 제외한 9개 종이 동정되었다. 절반 가까이가 엔테로박터 호매체이(*Enterobacter hormaechei*)였다. 여기엔 네 가지 아종이 포함되어 있다. 다음으로는 엔테로박터 코베이(*Enterobacter kobei*), 엔테로박터 아스부리에(*Enterobacter asburiae*), 엔테로박터 루드위기(*Enterobacter ludwigii*), 엔테로박터 로겐캄피(*Enterobacter roggenkampii*) 순이었고, 이 그룹의 대표 종이라고 할 수 있는 엔테로박터 클로아케는 겨우 여섯 균주만 나왔다. 국제 우주 정거장의 세균 엔테로박터 부가덴시스는 나오긴 했지만 겨우 한 균주였다. 특별하다고 할 수 있는 것은 없었다. 왜냐하면 과거와 비교해서 뭐가 달라졌다고 하려면, 비교할 게 있어야 하는데 그럴 수 없었다. 우리 논문과 비슷한 연구가 직전에 중국에서 발표되었는데, 거기서도 엔테로박터 호매체이가 가장 많이 나왔다.[109] 그러나 그 비율은 차이가 많이 났다. 우리의 경우는 47퍼센트, 중국의 경우는 25퍼센트였다. 중국 연구에서도 엔테로박터 니미프레슈랄리스는 나오지 않았다. 엔테로박터 니미프레슈랄리스는 2010년에 허위균혈증(pseudobacteremia)을 일으키는 세균으로 우리나라에서 보고된 적이 있었다.[110]

그런데, 계통수를 그려봤더니 기존의 분류가 좀 이상했다. 엔테로박터 호매체이에 4개의 아종이 있다고 했는데, 3개의 아종은 서로 얌전히 묶였는데, 하나의 아종 호프마니(*E. hormaechei* subsp. *hoffmannii*)는 이것들과 그룹을 형성하지 않고, 독립된 그룹으로 존재하고 있는 것이었다. MLST를 이용한 분석에서도 마찬가지였다. 찾아봤더니 이미 이런 상황을 짐작한 이가 있었다. 아종 호프마니가 아종 수준이 아니라 독립된 종으로 분류하는 것이 맞다고 본 것이다. 크로노박터 사카자키나 클렙시엘라 아에로제네스에서 볼 수 있듯이 엔테로박터 속에 대한 분류가 최근 급박하게(분류학에선 이 정도면 매우 급박한 정도다) 바뀌고 있는데, 아직도 이쪽 분류 체계가 완벽히 정립되지 않았다는 것을 보여주는 결과라 할 수 있겠다.

항생제 내성과 관련해서 인상적인 결과도 있었다. 많지는 않았지만(모두 7 균주, 약 4퍼센트) 카바페넴 내성인 균주가 나왔다. 그런데 이것들 상당수가(4 균주)가 엔테로박터 호매체이의 아종 지앙판겐시스(subsp. *xiangfangensis*)였고, 또 이것들은 모두 동일한 유전자형이었다. 카바페넴 내성 균주가 부분적이지만 퍼져나갔다고 볼 수 있는 증거였다. 그리고 카바페넴에 내성일 때 쓸 수 있는 항생제인 콜리스틴에 대한 내성률은 더 높았다(약 40퍼센트). 그리고 이것들은 특정 종들에 몰려 있었다. 엔테로박터 코베이, 엔테로박터 아스부리에, 엔테로박터 로겐캄피의 균주들이 대부분 콜리스틴에 내성이었다. 이는 만약 필요할 때 써야 하는 콜리스틴이라는 항생제가 특정 종들에는 무용지물일 수 있다는 얘기다. 지금과 같이 병원의 미생물검사에서 ECC 내의 종을 구분하지 않는 것은 문제가 있을 수 있다.

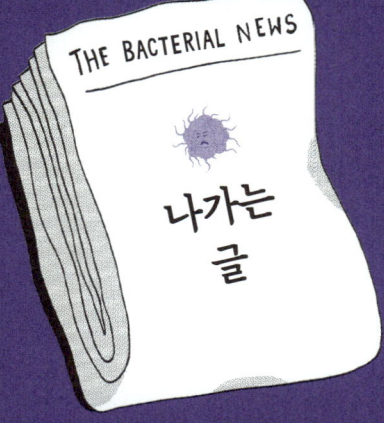

THE BACTERIAL NEWS

나가는
글

지구상에는 얼마나 많은 세균 종(species)이 있을까? 이 질문에 대해서는 "알 수 없다"가 정답이다. 다만 현재까지 얼마나 많은 종이 알려져 있는지는 알 수 있다. LPSN(List of Prokaryotic names with Standing in Nomenclature, https://www.bacterio.net)이라는 웹사이트에 기록되어 있기 때문이다. 이 사이트에서 집계된 '제대로 된 명명법(correct name)으로 유효하게 발표된(valid publication)' 세균 종은 2025년 6월 6일 날짜로 26,160개다. 대체로 1년에 약 1,000종 정도씩 늘어가는 추세다(세균 신종(novel species) 발표 기준은 상당히 까다롭다). 물론 지구상에는 이보다 훨씬 많은 세균 종이 있다. 우리가 파악하고 있는 것이 실제의 얼마쯤 되는지도 모른다. 전체 세균의 백분의 일 정도를 배양할 수 있다고도 하는데, 이도 그냥 어림짐작의 추정일 뿐이다. 아무튼 우리가 제대로 알고 있는 세균 종의 개수는 약 26,000개 정도다.

그렇다면 그중에 사람을 감염시키는 세균, 즉 병원균

은 얼마나 될까? LPSN에서 분류하는 바에 따르면, 사람을 포함해서 동물을 감염시키는 것으로 확실하게 알려진 것은 약 870종 정도다. 그럴 가능성이 있는 것까지 포함하면 2,000종 정도로 늘어난다. 문헌을 중심으로 분류한 것일 터다. 이 밖에 2001년 발표된 루이스 테일러(Louise H. Taylor) 등의 논문에 의하면 1,415종의 미생물이 사람을 감염시키고, 그중 538종이 세균이라고 한다.*[111] 그 가운데 ESKAPE가 있다.

ESKAPE라는 세균 종들은 얼마나 많이 분리되는 세균일까? 국가별로 지역별로 병원별로 모두 다를 것이고, 어떤 데서 분리된 걸 보는지에 따라서도 다를 것이다. 병원에 내원하거나 입원한 이들에게서 많이 나온다고 반드시 중요한 세균이라는 인과 관계가 성립하는 것도 아니다. 〈들어가는 글〉에서도 잠깐 밝혔듯이 내게 가장 중요한 세균은 바로 지금 내 앞에 있는 세균이다. 의사든 환자든 연구자든 다를 바 없다. 그래도 많이 환자에게서 많이 분리되는 세균을 알아보는 것은 의미가 있다. 더 많이 분리되는 데는 그럴 만한 이유가 있는 것이고, 그게 진짜 감염을

---

*　　참고로 세균 이외로는 217종의 바이러스 또는 프리온, 307종의 균류, 66종의 원생생물이 있다(일반적으로 이런 것들을 넓게 봐서 미생물이라고 한다). 이밖에 287종의 기생충이 사람을 감염한다고 밝히고 있다.

일으키는 세균이라면 더 많은 관심을 가지고 대비할 필요가 있다.

다른 데는 일단 접어두고, 우리나라의 경우만 보기로 하자(역시 내 앞에 가까이 있는 세균일수록 더 중요하니까).

과거 우리나라 전국 주요 병원의 미생물검사실의 데이터를 정기적으로 모아 분석하여 발표하던 KONSAR(Korean Surveillance of Antimicrobial Resistance)이라는 네트워크가 있었다. 병원의 미생물검사실과 미생물검사를 대행해주는 회사의 데이터를 단순하게 합했기 때문에 각 병원마다 데이터 수준 등이 일관되지 않는 등의 한계점은 있었지만, 어느 정도 추이는 알 수 있었다. 그 데이터가 마지막으로 발표된 것은 2014년으로 2011년의 결과였다.[112] 이 데이터를 보면 2011년 병원에서 가장 많이 분리된 세균은 대장균이었다(22.7%). 두 번째는 황색포도상구균(16.6%), 세 번째는 CoNS(11.9%), 네 번째는 폐렴간균(10.0%), 다섯 번째는 녹농균(9.1%)이었다. 장구균은 *E. faecalis*와 *E. faecium*을 나눠서 계산해서 그렇지(각각 여섯 번째, 여덟 번째), 묶어서 계산했으면 13.7퍼센트로 세 번째로 많이 분리되는 세균이었다. 아시네토박터는 일곱 번째였고, 엔테로박터는 아홉 번째였다. ESKAPE의 세균이 고스란히 순위에 포함되어 있었다.

최근에는 Kor-GLASS라는 시스템이 있다. 전 세계 항생제 내성 현황을 모니터링하여 신속 대응체계를 갖추기 위해 국제적으로 표준화한 항생제 내성 감시체계가

GLASS(Global Antimicrobial Surveillance System)인데, 우리나라도 참여하여 Kor-GLASS라는 이름으로 운영하고 있다.* 하지만 모든 세균을 대상으로 하는 것이 아니기에 지금 내가 관심이 있는, 병원에서 분리되는 세균 종의 순위와 비율은 확인할 수 없다. 다만 이 시스템에서 수집하는 세균이 모두 12종인데, 여기에 엔테로박터를 제외한 나머지 세균 종은 모두 들어간다는 것만큼은 의미를 둘 만하다.

한 기관만 살펴보면 어떨까? 삼성서울병원의 2023년 데이터를 보면, 역시 가장 많이 분리된 세균은 대장균이다. 전체로 보면 15퍼센트가량, 혈류 감염의 경우로 보면 19퍼센트 정도가 대장균이다. 그 다음으로는(전체적으로 봤을 때), 황색포도상구균, 장구균, 폐렴간균, 녹농균 등의 순이다(이것들은 순서는 좀 다를지라도 혈류 감염에서도 가장 많이 분리되는 세균들이다). 아시네토박터 바우마니는 전체적으로 봤을 때는 열 번째 정도로 많이 분리되는 세균 종이지만, 혈류 감염을 일으키는 세균 종의 순위로는 일곱, 여덟 번째이고, 엔테로박터도 혈류 감염의 경우 꽤 빈도가 높다. 어느 모로 보나 우리의 ESKAPE는 병원에서 아주 흔하게 나오는 세균들을 모아 놓은 것임에는 분명하다.

그럼 세균의 중요도는 어떨까? 아무래도 세계적으로

---

*   https://nih.go.kr/nohas/common/monitoring/kor-glass.do

가장 중요하고 권위 있는 보건 관련 기관이라고 하면 세계보건기구(WHO)일 거다. WHO에서는 2017년 국제기구, 보건당국, 제약회사, 의사, 연구자 들이 먼저 관심을 두어야 할 병원균 리스트를 아예 순위를 매겨서 발표한 바가 있다.[113] 그리고 2024년 다시 이 리스트를 갱신해서 발표했다.[114] 치명률, 발생률, 의료 부담, 내성의 경향, 전파력, 병원과 지역사회 사이 전파 차단 가능성, 치료 가능성, 항생제 개발 정도를 기준으로 중요한 세균을 선정했다.

2024년의 리스트는 2017년의 리스트와 비교해서 전체적인 세균의 종류에서는 변화가 크지 않지만, 순위는 조금 바뀌었다. 그 사이 치료제, 즉 항생제의 개발 정도라든가 전 세계적인 감염 발생률 등에서 변화가 있었다는 얘기다. 그래서 2017년 1위였던 아시네토박터 바우마니는 3위로 내려앉았다. 반면 카바페넴 내성 폐렴간균은 5위에서 1위로, 즉 가장 관심을 두어야 할 세균으로 등극했다. ESKAPE 세균 중에는 반코마이신 내성 장구균, 즉 VRE가 9위, 카바페넴 내성 녹농균이 10위, 메티실린 내성 황색포도상구균, 즉 MRSA가 14위로 순위가 매겨졌다. 눈에 띄는 것은 왜 ESKAPE에 들었는지 눈총을 받기도 했던 엔테로박터가 2017년 9위, 2024년에는 12위라는 것이다. 역시 중요한 세균이라는 얘기다.

WHO에서는 ESKAPE 말고는 어떤 세균을 중요하게 보고 있을까? 결핵균(*Mycobacterium tuberculosis*)이 있고, 살모넬라(*Salmonella*), 이질균(*Shigella*), 임질균(*Neisseria gonorrhoeae*)과 같은 세균들이 높은 순위를 차지하고 있다.*

이 책에서는 처음부터 논의를 집중하기 위해 ESKAPE만을 다루었지만(물론 조금씩 벗어난 것도 없진 않았지만), 이런 세균들을 비롯해 '오늘의 세균'으로 중요한 세균들이 더 있다는 얘기다. 사실 내가 이전에 낸 책(『세균과 사람』, 『역사가 묻고 미생물이 답하다』)에서 다룬 세균들이기도 하다.

자, 그럼 책을 마무리 짓자. 그리 길지 않은 이야기들이지만 나름대로 중요한 얘기를 하고 싶었다. 그냥 역사적으로 어떤 세균이 얼마나 많은 사람을 죽이고, 괴롭혔는지 대신, 바로 지금 우리 앞에서 우리를 괴롭히는 세균들에 대해 얘기를 하고 싶었다. 그냥 자의적으로 목록을 뽑기보다는 많은 의사와 연구자 들이 동의하는 것이 있었기에 그것을 중심으로 얘기할 수 있었다.

항생제 발견 이후 한때는 감염질환에 대해 정복을 선언할 만큼 세균 감염에 대해서는 자신감을 가졌다. 실제로 항생제로 수많은 목숨을 살려냈다. 우리의 현재는 적지 않은 부분 항생제 때문에 가능하다고 생각한다. 그렇지만

---

*   WHO는 이를 종합하여 'Critical group', 'High group', 'Medium group'으로 병원균을 분류했다. 이 가운데 'Critical group'에 포함한 세균은, 카바페넴 내성 장내세균, 3세대 세팔로스포린 내성 장내세균, 카바페넴 내성 아시네토박터 바우마니다.

상황은 우리가 기대한 대로만 흘러가지 않았다. 인류가 지구에 등장한 게 아주 길게 잡아도 고작 수백만 년 정도인데 반해 세균은 수십억 년을 지구에서 환경에 적응하며 지금까지 이어져 오고 있었다. 세균 감염 정복은 일종의 만용이었을지도 모른다. 항생제로 인해 인간을 감염시키고 목숨을 위협하는 세균의 종류가 달라진 것은 확실하다. 그래서 '오늘의 세균'을 이야기하는 것이 중요하다고 생각한다.

나는 의료 현장에서 환자들과 함께하는 의사가 아니다. 연구자로서 세균을 다루어왔고, 그 세균에 감염된 환자에 대해서는 기록으로만 접할 수 있었을 뿐이다. 그래도 최대한 가까이 가보려 노력은 했지만, 내가 아직 잘 모르는 것도 많을 것이다. 건강부회하거나, 심각성에 대해 제대로 인식하지 못하는 것도 없지 않을 것이다. 그래서 나는 이 책이 모든 것을 설명하는 종합판이 아니라 앞으로의 이해와 논의를 위한 디딤돌이 되기를 바란다. 그 정도는 되지 않을까 생각한다.

감사의 말

이 책을 쓰게 된 동기는 책 제목도 그렇고, 들어가는 글에도 언급했듯이 '오늘의 세균'에 대해 쓰고 싶었기 때문이다. '오늘의 세균'이라는 의미를 사람마다 다르게 받아들일 수 있지만, 나는 요새 가장 많은 사람들이 감염되는 세균, 그리고 가장 많이 연구되는 세균으로 생각했다. 역사적으로 많은 이야깃거리를 남긴 세균은 아닐지라도 그래도 그게 더 의미가 있지 싶었고, 또 그래도 관심을 가질 사람들이 있을 거라 믿었다. 그래서 이미 거의 보통명사처럼 불리는 ESKAPE의 세균을 얘기하면 되겠다 싶었다. 더 욕심부리지도 않고, 딱 그 여섯 종류의 세균만 얘기했다. 이 시리즈를 기획해서 내 글의 자리를 마련해준 구남희 선생님을 비롯한 성균관대 출판부에 감사를 전한다.

기회가 되어 여기의 글을 쓰면서 학교 웹진에 연재도 함께 할 수 있었다. 우연이겠지만 비슷한 시기에 요청받았고, 스스로는 기회라 여겼다. 불쑥 전화를 주고 찾아와 글이 꼭 필요하다고 해준, 그리고 늘 밝은 얼굴과 목소리로 원고를 칭찬해 준 성균관대 홍보팀(이었던) 이수경 씨에게 감사드리고, 앞으로 좋은 길을 열어가기를 바라며 응원을 보낸다.

의과대학에서 연구하고 가르치긴 하지만 아무래도 의사가 아닌 입장에서 지금의 감염 세균에 대해 쓰자니 강의 때와는 달리 걱정이 되었다. 제한된 학생들 앞에서 이야기하는 것과 불특정한 독자들이 읽는 책을 쓰는 것은 많이 다른 이야기다. 도움을 청했더니 먼저 꼼꼼하게 읽고 조언을 주신 성균관대 의과대학 삼성창원병원 감염내과의 위유미 교수님께 감사를 전한다. 더불어 이번 책도 미리 읽고 좋은 의견과 함께 응원을 해준 백진양 씨에게도 인사를 전한다.

감히 '나의 연구'라는 칸을 만들어 내가 수행했던 연구를 짧게 소개했다. 많이 부끄러워해야 할 일인데도 그렇게 한 것은, 그래도 내가 한 연구가 전혀 세상에 소용없는 연구는 아니라는 것을 나에게라도 인정받고 싶어서다. 내가 좋아서 해온 연구일지라도 그래도 세상에 무언가 유익한 것을 남기고픈 소망은 누구에게나 있는 것이니까. 그런데 그런 연구들은 절대 나 혼자 할 수 있는 것이 아니었다. '나와 나의 학생, 연구원들과의 공동 연구였고, 또 다른 교수님들, 의사들, 연구원들과의 공동 연구였다. 그럼에도 '나의 연구'라고만 적은 것에 대해서는 이 자리를 통해 이해를 구한다. 그리고 나와 함께 '공동 연구'를 해온, 모든 분들께 감사드린다.

그리고 늘 나의 버팀목이 되어주는 아내와 딸, 아들에게도 사랑을 전한다.

미주

1   Rice LB. Federal funding for the study of antimicrobial resistance in nosocomial pathogens: no ESKAPE. *J. Infect. Dis.* 2008;197(9):1079-1081.

2   Stagnates AAD. "Bad Buds, No Drugs". IDSA, 2004.

3   Peterson LR. Bad Bugs, No Drugs: No ESCAPE Revisited. *Clin. Infect. Dis.* 2009;49(6):992-993.

4   Miller WR, Arias CA. ESKAPE pathogens: antimicrobial resistance, epidemiology, clinical impact and therapeutics. Nature Reviews Microbiology 2024. https://doi.org/10.1038/s41579-024-01054-w.

5   Susane R et al. The Enterococci. In: Molecular Medical Microbiology(2nd ed.).

6   Schleifer KH, Kilpper-Bälz R. Transfer of *Streptococcus faecalis* and *Streptococcus faecium* to the genus *Enterococcus* nom. rev. as *Enterococcus faecalis* comb. nov. and *Enterococcus faecium* comb. nov. Int. J. Syst. Bacteriol. 1984;34:31-34.

7   Carroll KC. Biographical feature: Lebecca Lancefield, Ph.D. J. Clin. Microbiol. 2019;57:10.1128.

8   Patterson MJ. *Streptococcus*. In: Baron's Medical Microbiology(4th ed.)(Eds. Baron S et al.). Elseivier Health Science, 1996.

9   고관수, 『세균과 사람』, (사람의무늬)

10   고관수, 『세상을 바꾼 항생제를 만든 사람들』, (계단)

11   Murray BE. Vancomycin-resistant enterococcal infections. N. Eng. J. Med. 2000;342:710-721.

12   Kim JM, Song YG. Vancomycin-resistant enterococcal infections in Korea. Yonsei Med. J. 1998;39(6):562-568.

13   Arias CA, Murray BE. The rise of the *Enterococcus*: beyond vancomycin resistance. Nat. Rev. Microbiol. 2012;10(4):266-278.

14   Lowy FD. Antimicrobial resistance: the example of *Staphylococcus aureus*. J. Clin. Invest. 2003;111(9):1265-1273.

15   Bager F et al. Avoparcin used as a growth promoter is associated with the occurrence of vancomycin-resistant *Enterococcus faecium* on Danish poultry and pig farms. Prev. Vet. Med. 1997;31(1-2):95-1112.

16   Lebreton F et al. Emergence of epidemic multidrug-Resistant *Enterococcus faecium* from animal and commensal strains. mBio 2013;4:10.1128.

17   Caballero S et al. Cooperating commensals restore colonization resistance to vancomycin-resistant *Enterococcus faecium*. Cell Host Microbe. 2017;21(5):592-602.e4.

18   Lee T et al. Antimicrobial-resistant CC17 *Enterococcus faecium*: the past, the present and the future. J. Glob. Antimicrob. Resist. 2019;16:36-47.

19   Willems RJL et al. Global spread of vancomycin-resistant *Enterococcus faecium* from distinct nosocomial genetic complex. Emerging Infectious Diseases 2005;11(6):821-818.

20   Lee WG et al. Reduction in glycopeptide resistance in vancomycin-resistant enterococci as a result of *vanA* cluster rearrangements. Antimicrob. Agents Chemother. 2004;48(4):1379-1381.

21   Song JH et al. Clinical implications of vancomycin-resistant *Enterococcus faecium*(VRE) with VanD phenotype and *vanA* genotype. J. Antimicrob. Chemother. 2008;61:838-844.

22   Mylex IA, Datta SK. *Staphylococcus aureus*: an introduction. Semin. Immunopathol. 2012;34(2):181-184.

23   Licitra G. Etymologia: *Staphylococcus*. Emerg. Infect. Dis. 2013;19(9):1553.

24 Becker K et al. Coagulase-negativ Staphylococci. Clin.
    Microbiol. Rev. 2014;27(4):870-926.

25 Cheng AG et al. Contribution of coagulases towards
    Staphylococcus aureus disease and protective immunity. PLoS
    Pathogens 2010;6(80:e1001036.

26 고관수, 『세상을 바꾼 항생제를 만든 사람들』, (계단)

27 Chambers HF, DeLeo FR. Waves of resistance: *Staphylococcus
    aureus* in the antibiotic era. Nat. Rev. Microbiol. 2009; 7:629-
    641.

28 Hiramatsu K et al. The emergence and evolution of
    methicillin-resistant *Staphylococcus aureus*. Trends Microbiol.
    2001;9(10:486-493.

29 Klevens RM et al. Invasive methicillin-resistant
    Staphylococcus aureus infections in the United States. JAMA
    2007;298(15):1763-1771.

30 Enright MC et al. The evolutionary history of methicillin-
    resistant *Staphylococcus aureus*(MRSA). PNAS
    2022;99(11):7687-7692.

31 Nübel U et al. Frequent emergence and limited geographic
    dispersal of methicillin-resistant *Staphylococcus aureus*. PNAS
    2008;105:14130-14135.

32 Chambers HF. The changing epidemiology of *Staphylococcus
    aureus*. Emerg. Infect. Dis. 2001;7:178-82.

33 Melles DC. Panton-Valentine leukocidin genes in
    Staphylococcus aureus. Emerg. Infect. Dis. 2006;12(7):1174-1175.

34 Joo EJ et al. Community-associated Panton-Valentine
    leukocidin-negative meticillin-resistant *Staphylococcus
    aureus* clone(ST72-MRSA-IV) causing healthcare-associated
    pneumonia and surgical site infection in Korea. J. Hosp.
    Infect. 2012;81(3):149-155.

35 Kim JS et al. Panton-Valentine leukocidin positive
    Staphylococcus aureus isolated from blood in Korea. Kor. J.
    Lab. Med. 2007;27(4):286-291.

36 Goldrick B. First reported case of VRSA in the United States:
    an alarming development in microbial resistance. Am. J.
    Nursing 2002;102(11):17.

37　Hiramatsu K. Vancomycin-resistant *Staphylococcus aureus*: a new model of antibiotic resistance. Lancet Infect. Dis. 2001;1(3):147-155.

38　Kim MN et al. Vancomycin-intermediate *Staphylococcus aureus* in Korea. J. Clin. Microbiol. 2000;38(10):3879-3881.

39　Park JW et al. Characterization of infections with vancomycin-intermediate *Staphylococcus aureus*(VISA) and *Staphylococcus aureus* with reduced vancomycin susceptibility in South Korea. Sci. Rep. 2019;9:6236.

40　Ko KS et al. Characterization of *Staphylococcus aureus* nasal carriage from children attending an outpatient clinic in Seoul, Korea. Microbial Drug Resistance 2008;14(1):37-44.

41　Joo EJ et al. Characteristics of the community-genotype sequence type 72 methicillin-resistant *Staphylococcus aureus* isolates that underlie their persistence in hospitals. J. Microbiol Biotech. 2016;54(6):445-450.

42　고관수, 『세균과 사람』, (사람의무늬)

43　고관수, 『세상을 바꾼 항생제를 만든 사람들』, (계단)

44　대한감염학회, 『감염학』, (군자출판사)

45　Rodríguez-Medina N et al. *Klebsiella variicola*: an emering pathogen in humans. Emerg. Microbes Infect. 2019;8:973-988.

46　Ko KS. The contribution of capsule polysaccharide genes to virulence of *Klebsiella pneumoniae*. Virulence 2017;8(5):485-486.

47　CDC. Antibiotic Resistance Threats in the United States 2019.

48　Russo TA, Marr CM. Hypervirulent *Klebsiella pneumoniae*. Clin. Microbiol. Rev. 2019;32:10.1128.

49　Chung DR. Fecal carriage of serotype K1 *Klebsiella pneumoniae* ST23 strains closely related to liver abscess isolates in Koreans living in Korea. European Journal of Clinical Microbiology and Infectious Disease. 2012;31(4):481-486.

50　Kumarasamy KK. Emergence of a new antibiotic resistance mechanism in India, Pakistan, and the UK: a molecular, biological, and epidemiological study. Lancet Infectious Diseases 2010;10(9):597-602.

51 https://card.mcmaster.ca/ontology/46208.

52 무하마드 H. 자만, 『내성 전쟁』, (7분의언덕)

53 Qamar MU et al. The present danger of New Delhi Metallo-β-lactamase: A threat to public health. Future Microbiology 2020;15(18:1759-1778.

54 Yong D et al. Characterization of a new metallo-β-lactamase gene, bla(NDM-1), and a novel erythromycin esterase gene carried on a unique genetic structure in *Klebsiella pneumoniae* sequence type 14 from India. Antimicrob Agents Chemother. 2009;53:5046–5054.

55 Peterson LR. Bad Bugs, No Drugs: No ESCAPE Revisited. *Clin. Infect. Dis.* 2009;49(6):992-993.

56 고관수, 『세균과 사람』, (사람의무늬)

57 Cantón R, Coque TM. The CTX-M β-lactamase pandemic. Current Opinion in Microbiology 2006;9(5):466-475

58 Kaper JB et al. Pathogenic *Escherichia coli*. Nat. Rev. Microbiol. 2004;2:123-140.

59 Bielaszewska M et al. Characterisation of the *Escherichia coli* strain associated with an outbreak of haemolytic uraemic syndrome in Germany, 2011: a microbiological study. Lancet Infect. Dis. 2011;11(9):671-676.

60 Lee H et al. Co-introduction of plasmids harbouring the carbapenemase genes, bla_{NDM-1} and $bla_{OXA-232}$, increases fitness and virulence of bacterial host. Journal of Biomedical Science 2020;27:8.

61 Lee H, Ko KS. Effect of multiple, compatible plasmids on the fitness of the bacterial host by inducing transcriptional changes. Journal of Antimicrobial Chemotherapy 2021;76:2528-2537.

62 Yuji K et al. Police investigation into multidrug-resistant *Acinetobacter baumannii* outbreak in Japan. Clinical Infectious Diseases 2011;52:422-423.

63 Park YK et al. Extreme drug resistance in *Acinetobacter baumannii* infections in intensive care units, South Korea. Emerging Infectious Diseases 2009;15(8):1325-1327.

64 O'Shea MK. *Acinetobacter* in modern warfare. *International*

Journal of Antimicrobial Agents 2012;39(5):363–75.

65   Calhoun JH et al. Multidrug-resistant organisms in military
      wounds from Iraq and Afghanistan. Clin. Orthop. Relat. Res.
      2008;466(6):1356-1362.

66   Davidson M. The Iraqibater. American Region. https://
      www.legion.org/magazine/1516/iraqibacter

67   Scott P. et al. An outbreak of multidrug-resistant
      Acinetobacter baumannii-calcoaceticus complex infection in
      the US military health care system associated with military
      operations in Iraq. Clin. Infect. Dis. 2007;44:1577-1584.

68   Peleg AY et al. *Acinetobacter baumannii*: Emergence of a
      successful pathogen. Clin. Microbiol. Rev. 2008;21(3):538-582.

69   Howard A et al. *Acinetobacter baumannii*-An emerging
      opportunistic pathogen. Virulence 2012;3(3):243-250.

70   Gedefie A et al. *Acinetobacter baumannii* biofilm formation
      and its role in disease pathogenesis: a review. Infect. Drug
      Resist. 2021;14:3711-3719.

71   Kim DH et al. Occurrence of diverse AbGRI1-type genomic
      islands in *Acinetobacter baumannii* global clone 2 isolates
      from South Korea. Antimicrob. Agents Chemother.
      2017;61(2):e01972-16.

72   Ko KS et al. Old drug, new findings: colistin resistance and
      dependence of *Acinetobacter baumannii*. Precision and Future
      Medicine 2017;1(4):159-167.

73   Hong YK et al. High rate of colistin dependence in
      Acinetobacter baumannii. J. Antimicrob. Chemother.
      2016;71(8):2346-2348.

74   Lee JY et al. Transition of colistin dependence into colistin
      resistance in *Acinetobacter baumannii*. Scientific Reports
      2017;7:14216.

75   Lee JY et al. Lytic transglycosylase contributes to the
      survival of lipooligosaccharide (LOS)-deficient, colistin-
      dependent *Acinetobacter baumannii*. Clin. Microb. Infect.
      2019;25(9):1156.e1-1156.e7.

76   Zhu Y et al. Polymyxins bind to the cell surface of
      unculturable *Acinetobacter baumannii* and cause unique

dependent resistance. Adv. Sci. (Weinh) 2020;7(15):2000704.

77 Han ML et al. Arginine catabolism is essential to polymyxin dependence in *Acinetobacter baumannii*. Cell Reports 2024;43:114410.

78 Jeang LJ, Tuli SS. Extensively drug-resistant *Pseudomonas* and eye drops-stay vigilant. JAMA Ophthalmol. 2024;142(5):415-416.

79 Qin S et al. *Pseudomonas aeruginosa*: pathogenesis, virulence factors, antibiotic resistance, interaction with host, technology advances and emerging therapeutics. Signal Transduction and Targeted Therapy 2022;7:199.

80 Henry R. Etymology: *Pseudomonas*. Emerg. Infect. Dis. 2012;18(8):1241.

81 The Free Library. S.v. *Pseudomonas*. Retrieved Jul 01 2024 from https://www.thefreelibrary.com/Pseudomonas.-a0299759539

82 Abdelaziz AA et al. *Pseudomonas aerugionsa*'s greenish-blue pigment pyocyanin: its production and biological activities. Microbial Cell Factories 2023;22:110.

83 Smith RS, Iglewski BH. *P. aeruginosa* quorum-sensing systems and virulence. Curr. Opin. Microbiol. 2003;6(1):56-60.

84 고관수.《세균에서 생명을 보다》(계단)

85 Sifri CD. Quorum sensing: bacterial talk sense. Clin. Infect. Dis. 2008;47(8):1070-1076.

86 Kostylev M et al. Evolution of the *Pseudomonas aeruginosa* quorum-sneing hierarchy. PNAS 2019;116(14):7027-7032.

87 Schuster M, Greenberg EP. A network of networks: Quorum-sensing gene regulation in *Pseudomonas aeruginosa*. Int. J. Med. Microbiol. 2006;296(2-3):73-81.

88 Andersson DI et al. Mechanisms and clinical relevance of bacterial heteroresistance. Nat. Rev. Microbiol. 17:479-496.

89 Balaban NQ et al. Definitions and guidelines for research on antibiotic persistence. Nat. Rev. Microbiol. 2019;17:441-448.

90 Chung ES, Wi YM, Ko KS. Variation in formation of persister cells against colistin in *Acinetobacter baumannii* isolates and its relationship with treatment failure. J. Antimicrob. Chemother. 2017;72:2133-2135.

91 Baek MS et al. Effect of colistin-based antibiotic combinations on the eradication of persister cells in *Pseudomonas aeruginosa*. J. Antimicrob. Chemother. 2020;75:917-924.

92 Chung ES, Ko KS. Eradication of persister cells of *Acinetobacter baumannii* through combination of colistin and amikacin antibiotics. J. Antimicrob. Chemother. 2019;74:1277-1283.

93 Baek MS et al. Effect of colistin-based antibiotic combinations on the eradication of persister cells in *Pseudomonas aeruginosa*. J. Antimicrob. Chemother. 2020;75:917-924.

94 Davin-Regli A, Pagès JM. *Enterobacter aegogenes* and *Enterobacter cloacae*; versatile bacterial pathogens confronting antibiotic treatment. Front. Microbiol. 2015;6:392.

95 Mezzatesta ML. *Enterobacter cloacae* Complex: clinical impact and emerging antibiotic resistance. Fut. Microbiol. 2012;7(7):887-902.

96 Tindall BJ et al. *Enterobacter aerogenes* Hormaeche and Edwards 1960 (Approved Lists 1980) and *Klebsiella mobilis* Bascomb et al. 1971 (Approved Lists 1980) share the same nomenclatural type (ATCC 13048) on the 4 Approved Lists and are homotypic synonyms, with consequences for the name *Klebsiella mobilis* Bascomb et al. 1971 (Approved Lists 1980.). Int. J. Syst. Evol. Microbiol. 2017;67:502-504.

97 Iversen C et al. The taxonomy of *Enterobacter sakazakii*: proposal of a new genus *Cronobacter* gen. nov. and descriptions of *Cronobacter sakazakii* comb. nov. *Cronobacter sakazakii* subsp. *sakazakii*, comb. nov., *Cronobacter sakazakii* subsp. *malonaticus* subsp. nov., *Cronobacter turicensis* sp. nov., *Cronobacter muytjensii* sp. nov., *Cronobacter dublinensis* sp. nov. and *Cronobacter* genomospecies 1. BMC Evol. Biol. 2007;7:64.

98 Sanders Jr WE, Sanders CC. *Enterobacter* spp.: pathogens poised to flourish at the turn of the century. Clin. Microbiol. Rev. 1997;10(2):220-241.

99 Sengupta P. et al. Genomic, functional, and metabolic enhancements in multidrug-resistant *Enterobacter bugandensis* facilitating its persistence and succession in the International Space Station. Microbiome 2024;;12(1):62.

100 Doijad S et al. *Enterobacter bugandensis* sp. nov., isolated from neonatal blood. Int. J. Syst. Evol. Microbiol. 2016;66:968-974.

101 Jacoby GA. AmpC β-lactamases. Clinical Microbiology Reviews 2009;22(1):161-182.

102 고관수, 『세상을 바꾼 항생제를 만든 사람들』, (계단)

103 Jeong SH et al. Prevalence and molecular characteristics of carbapanemase-producing *Enterobacteriaceaea* from five hospitals in Korea. Ann. Lab. Med. 2016;36:529-535.

104 Farmer III JJ. My 40-year history with *Cronobacter/ Enterobacter sakazakii* – Lessons learned, myths debunked, and recommendations. Front. Pediatr. 2015;3:84.

105 Henry R. Etymologia: *Cronobacter sakazakii*. Emerg. Infect. Dis. 2018;24(11):2124.

106 Hunter CJ et al. *Enterobacter sakazakii*: an emerging pathogen in infants and neonates. Surg. Infect. 2008;9(5):533-539.

107 Ogrodzki P, Forsythe S. Capsular profiling of the *Cronobacter* genus and the association of specific *Cronobacter sakazakii* and *C. malonaticus* capsule types with neonatal meningitis and necrotizing enterocolitis. BMC Genomics 2015;16:758.

108 Ganbold M et al. Species identification, antibiotic resistance, and virulence in *Enterobacter cloacae* complex clinical isolates from South Korea. Front. Microbiol. 2023;14:1122691.

109 Liu S et al. Cluster differences in antibiotic resistance, biofilm formation, mobility, and virulence of clinical *Enterobacter cloacae* complex. Front. Microbiol. 2022;13:814831.

110 Kim DM et al. *Enterobacter nimipressuralis* as a cause of pseudobacteremia. BMC Infect. Dis. 2010;1:315

111 Taylor LH et al. Risk factors for human disease emergence. Philospophical Transaction of the Royal Society 2001;356.1411:983-989.

112 Yong D et al. Increase in the prevalence of carbapenem-resistant *Acinetobacter* Isolates and ampicillin-resistant non-

Typhoidal *Salmonella* species in Korea: A KONSAR Study conducted in 2011. Infect. Chemother. 2014;46(2):84-93.

113   WHO. Prioritization of pathogens to guide discovery, research and development of new antibiotics for drug-resistant bacterial infections, including tuberculosis. 2017. Available from: https://www.who.int/publications/i/item/WHO-EMP-IAU-2017.12

114   WHO. WHO Bacterial Priority Pathogens List, 2024.